女性
健康金钥匙
丛书

妇科肿瘤防治金钥匙
症状管理篇

主编

王育 段霞 庄英

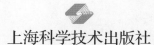

上海科学技术出版社

图书在版编目（CIP）数据

妇科肿瘤防治金钥匙. 症状管理篇 / 王育，段霞，
庄英主编. -- 上海 ：上海科学技术出版社，2024.4
（女性健康金钥匙丛书）
ISBN 978-7-5478-6608-5

Ⅰ. ①妇… Ⅱ. ①王… ②段… ③庄… Ⅲ. ①妇科病
－肿瘤－诊疗 Ⅳ. ①R737.3

中国国家版本馆CIP数据核字(2024)第075364号

妇科肿瘤防治金钥匙：症状管理篇
主编　王育　段霞　庄英

上海世纪出版（集团）有限公司
上 海 科 学 技 术 出 版 社　出版、发行
（上海市闵行区号景路159弄A座9F-10F）
邮政编码201101　www.sstp.cn
上海光扬印务有限公司印刷
开本　787×1092　1/16　印张　14.25
字数　130千字
2024年4月第1版　2024年4月第1次印刷
ISBN 978-7-5478-6608-5/R·3002
定价：58.00元

内容提要

　　"女性健康金钥匙丛书"是一套以提升女性全生命周期健康素养为目的的科普图书，由上海市第一妇婴保健院王育教授、段霞博士牵头编写。

　　《妇科肿瘤防治金钥匙》从筛查诊断、症状管理、治疗随访三个维度，选择妇科肿瘤患者常见的、深受其困扰的问题进行答疑解惑。本书为其"症状管理篇"，共分为 4 个部分，以病程不同阶段为界，围绕妇科肿瘤常见症状，妇科肿瘤术后常见症状，以及与妇科肿瘤放射治疗、化学治疗相关的症状，普及妇科肿瘤全病程症状管理的相关知识。本书编写简洁，紧扣是什么、怎么应对、如何随访和预防，以生动、温暖的话语将医学知识娓娓道来，既贴合女性需求，又能为其提供科学、实用的指导。

　　本书读者对象为所有关心自身健康的女性，尤其适合妇科肿瘤患者及其家人、朋友阅读。

编者名单

主编

王　育·上海市第一妇婴保健院／同济大学附属妇产科医院

段　霞·上海市第一妇婴保健院／同济大学附属妇产科医院

庄　英·上海市第一妇婴保健院／同济大学附属妇产科医院

副主编

汪　超·上海市第一妇婴保健院／同济大学附属妇产科医院

徐红英·江西省妇幼保健院

夏　杰·上海健康医学院

编者
（按姓名汉语拼音排序）

白联缔·上海市东方医院／同济大学附属东方医院

段　霞·上海市第一妇婴保健院／同济大学附属妇产科医院

李　娜·上海市第一妇婴保健院／同济大学附属妇产科医院

陆　宇·上海市第一妇婴保健院／同济大学附属妇产科医院

彭子萍·上海市第一妇婴保健院／同济大学附属妇产科医院

宋子贺·同济大学医学院

万　方·上海健康医学院

汪　超·上海市第一妇婴保健院／同济大学附属妇产科医院

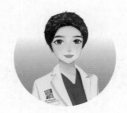

王婷婷·同济大学医学院

王　毅·上海市第十人民医院/同济大学附属第十人民医院

王　育·上海市第一妇婴保健院/同济大学附属妇产科医院

夏　杰·上海健康医学院

徐红英·江西省妇幼保健院

严小雪·上海市第一妇婴保健院/同济大学附属妇产科医院

于　婵·上海市第一妇婴保健院/同济大学附属妇产科医院

曾　倩·上海交通大学医学院附属瑞金医院

张佳男·上海市第十人民医院/同济大学附属第十人民医院

张　利　南京梅山医院

张如娜　同济大学医学院

钟敏慧　上海市第一妇婴保健院/同济大学附属妇产科医院

朱　芸　上海市浦东新区花木社区卫生服务中心

庄　英　上海市第一妇婴保健院/同济大学附属妇产科医院

绘图者
（按姓名汉语拼音排序）

花　卉·上海市第一妇婴保健院/同济大学附属妇产科医院

唐慧婷·上海市第一妇婴保健院/同济大学附属妇产科医院

王清晨·上海市万里城实验学校

丛书序

非常欣喜地看到上海市第一妇婴保健院王育教授组织团队编写的"女性健康金钥匙丛书"出版。

在医学知识的海洋中，我们每一位追求健康的女性都渴望找到那把能够开启健康之门的"金钥匙"。今天，这套"女性健康金钥匙丛书"的出版，正是为了回应这种渴望，为了将最前沿、最实用的妇科疾病防治科普知识传递给每一位需要的女性。

妇科肿瘤，作为女性健康的重大威胁之一，其防治工作的重要性不言而喻。然而，面对这个复杂而敏感的话题，许多女性往往感到困惑和迷茫。她们需要的不仅仅是专业的医学知识，更是一套系统、全面、易懂的指导方案。"女性健康金钥匙丛书"正是基于这样的需求，选择将妇科肿瘤的防治作为首要目标进行编写。

本套丛书共分为《妇科肿瘤防治金钥匙：筛查诊断篇》《妇科肿瘤防治金钥匙：症状管理篇》和《妇科肿瘤防治金钥匙：治疗随访篇》三个分册，以全面、系统、实用为指导原则，从筛查诊断、症状管理到治疗随访的各个环节，力求为女性朋友提供全方位、实用的肿瘤防治知识和方法。通过阅读本套丛书，女性朋友可以更加深入地了解妇科肿瘤，增强自我保健意识，提高生活质量。

在此，我要感谢所有参与本套丛书编写、审校和出版工作的同仁。正是你们

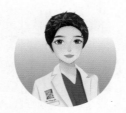

的辛勤付出和无私奉献，才使得本套丛书得以顺利问世。同时，我也要感谢广大读者对本套丛书的关注和支持，正是你们的信任和鼓励，让我们有了不断前行的动力。

最后，衷心希望"女性健康金钥匙丛书"能够成为广大女性朋友健康生活的得力助手，能为你们的健康保驾护航。让我们携手共进，共同迎接更加美好的未来！

徐建光

2024 年 3 月

丛书前言

在繁忙的现代生活中，女性扮演着多重角色——母亲、妻子、职业人士，以及无数的其他身份。女性的健康，不仅是个人福祉的基石，更是家庭幸福的保障。然而，由于生理结构、生活习惯、工作压力等多种因素，现代女性的健康问题日益凸显，其中妇科肿瘤更是威胁女性健康的一大杀手。

鉴于此，我们精心策划并编写了"女性健康金钥匙丛书"，旨在为广大女性提供全面、系统、科学的健康科普知识，提升女性的健康素养。本套丛书共包含三个分册，分别是《妇科肿瘤防治金钥匙：筛查诊断篇》《妇科肿瘤防治金钥匙：症状管理篇》和《妇科肿瘤防治金钥匙：治疗随访篇》，旨在从筛查诊断、症状管理到治疗随访的各个环节，为女性提供全方位的肿瘤防治知识和指导。

《妇科肿瘤防治金钥匙：筛查诊断篇》着重介绍妇科肿瘤的早期筛查和诊断方法，帮助女性了解哪些检查是必要的，以及如何解读检查结果，以做到早发现、早治疗。本书还剖析了妇科肿瘤的成因和危险因素，希望能够引导女性在日常生活中进行科学的自我防护。

《妇科肿瘤防治金钥匙：症状管理篇》针对妇科肿瘤可能出现的各种症状和治疗可能引发的各种不适，如月经紊乱、疼痛、腹胀、恶心等，提供了有效的管理和应对策略。除了介绍了症状的识别方法，本书还从心理、营养、运动等多方面给出了建议，力求帮助女性在面对肿瘤时保持积极的心态和健康的生活方式。

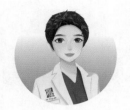

　　《妇科肿瘤防治金钥匙：治疗随访篇》详细介绍了妇科肿瘤的治疗方法和随访计划，内容涵盖手术、放射治疗、化学治疗等多种治疗手段，以及治疗后的康复和随访注意事项。通过阅读本书，女性可以更深入了解妇科肿瘤的各项治疗手段和对应的注意事项，从而积极配合医生的治疗方案、提高治疗效果和生活质量。

　　在本套丛书的编写过程中，我们力求做到内容准确、语言通俗、结构清晰，以便让广大读者能够轻松理解并掌握妇科肿瘤的防治知识。我们希望本套丛书，让更多的女性能够关注自身的健康，增强自我保健意识，提高疾病防治能力，为建设健康中国贡献一份力量。

　　我们坚信，本套丛书将成为女性朋友维护自身健康的重要参考，也将为妇科肿瘤防治工作注入新的活力和动力。让我们携手共进，以科学的态度、前沿的知识和全面的健康教育，共同守护女性的健康与幸福。

全体编者

2024 年 3 月

目 录

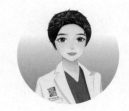

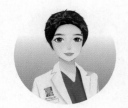

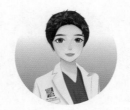

第1部分

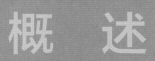

概　述

①

妇科肿瘤，你得知道的3件事儿

· 妇科肿瘤有哪些 ·

妇科肿瘤可以分为良性肿瘤和恶性肿瘤。妇科良性肿瘤一般对生命健康威胁不大，容易治愈，常见的有子宫肌瘤、卵巢良性囊肿等。而妇科恶性肿瘤多有起病隐匿、早期诊断和早期治疗率低、对生命健康威胁程度高等特点，往往让女性朋友"谈癌色变"。以下向大家介绍一些常见的妇科恶性肿瘤。

· 宫颈癌

宫颈癌是子宫颈鳞状上皮的恶性病变，是最常见的妇科恶性肿瘤，其发病率达到 11.56/10万，死亡率达到 5.04/10 万。在我国，宫颈癌好发于 40～50 岁的女性，在 60～70 岁也有发病高峰出现，且发病呈现年轻化趋势。

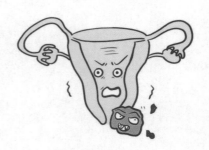

· 子宫内膜癌

子宫内膜癌是发生在子宫内膜层的一组上皮恶性肿瘤，以内膜样腺癌最为常见。目前认为可能有雌激素依赖型（Ⅰ型）和非雌激素依赖型（Ⅱ型）两类，Ⅰ型子宫内膜癌占大多数。子宫内膜癌位居妇科恶性肿瘤第二，约占妇科肿瘤的20%～30%，发病率达 10.28/10 万，死亡率为 1.9/10 万，占女性恶性肿瘤发病人数的 3.88%。

·卵巢癌

卵巢癌发病率虽低于宫颈癌和子宫内膜癌，居妇科肿瘤第三位，但却是最为凶险的妇科肿瘤。卵巢癌有三个残酷的"70%"：70% 的卵巢癌患者在发现时已经是晚期；70% 的晚期患者在治疗后 3 年内会复发；70% 的晚期卵巢癌患者生存时间不超过 5 年。因此，卵巢癌素有"妇癌之王"的称号，亦有"沉默杀手"之称。

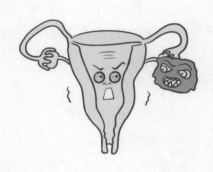

·外阴癌

外阴癌发生在外阴（如大小阴唇、阴蒂等部位），是一种少见的妇科肿瘤，仅占妇科肿瘤的 2% ～ 5%。最常见的外阴鳞癌常发生于绝经后女性，但由于近年来全球范围内人乳头状瘤病毒（human papilloma virus，HPV）感染率上升，外阴癌的平均发病年龄有所降低。

·妊娠滋养细胞肿瘤

妊娠滋养细胞肿瘤是一组来源于胎盘滋养细胞的恶性肿瘤，60% 继发于葡萄胎，30% 继发于流产，10% 继发于足月妊娠或异位妊娠，主要包括侵蚀性葡萄

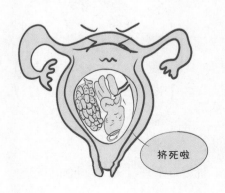

挤死啦

胎和绒毛膜癌（简称"绒癌"）。妊娠滋养细胞肿瘤的发病率很低。侵蚀性葡萄胎恶性程度低于绒毛膜癌，预后较好；绒毛膜癌恶性程度极高，早期就可以出现肺、阴道及其他脏器的转移，对女性健康的威胁很大。如今，随着诊疗技术的进步和化学药物治疗的发展，90% 以上的患者可以根治。

妇科肿瘤有哪些信号

大多数妇科肿瘤在早期可能没有明显症状，需要女性朋友通过定期、主动的体检来进行筛查。如果没有主动筛查的条件，当身体发出以下"报警信号"时，一定要及时就医。

异常阴道分泌物

正常情况下，白带呈白色稀糊状或蛋清样，无腥臭味，量不多。当女性生殖系统发生肿瘤，肿瘤组织坏死、破溃，可出现水样、血性和米汤样白带，如合并有感染，白带可有臭味。白带异常可能是宫颈癌、子宫内膜癌或输卵管癌的表现。

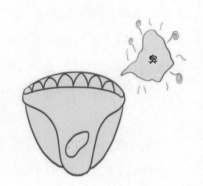

异常阴道出血

正常女性除了月经期、流产后、产后外，其他时候出现阴道出血都要考虑异常阴道出血。老年女性可出现绝经后的阴道不规则流血，年轻女性可出现经期延长、周期缩短、经量增多等情况，可伴有异常白带，如血性白带或白带量增多。晚期宫颈癌可出现阴道大量流血。

腹部肿块

肿块可以生长在女性生殖器官的任何部位。一般是体检时发现或本人偶然发现。这些肿块即使无任何症状，也应加以重视。

腹痛

卵巢肿瘤蒂扭转、破裂或感染，子宫黏膜下肌瘤自子宫口脱出或肌瘤红色变性，均可引起较剧烈的下腹痛。而腹痛是万万不能放过的症状。

· 饮食及大小便的改变

卵巢癌患者因症状非特异，首次就诊的往往不是妇科肿瘤科。比如，有些患者出现腹胀、消化不良、便秘等消化道症状，有些则出现腹围增大而被误以为肥胖，有些则因肿瘤压迫或侵犯膀胱和直肠而引起尿频、排尿困难、大便干燥等。出现以上症状时，不能光聚焦于消化系统的问题，而要格外注意排除妇科肿瘤。

妇科肿瘤如何预防

预防妇科肿瘤的发生，可以从以下几方面着手。

· 提倡适龄婚育

有研究显示，20岁以前结婚或发生性行为者，其患宫颈癌的比例比其他妇女高2倍。过晚生育或者不生育也会增加妇科肿瘤发生的概率。

· 防止不洁性生活

研究显示，性生活紊乱者宫颈癌的发生率较高。注意安全的性行为、使用避孕套，可有效减少阴道炎症和性传播疾病的发生。

· 治愈慢性妇科疾病

宫颈慢性炎症、糜烂、白斑、滴虫和真菌感染都可能诱发宫颈癌。

· 定期体检

要定期进行妇科检查，尤其是45岁以上的妇女应每年做一次妇科检查和宫颈刮片。

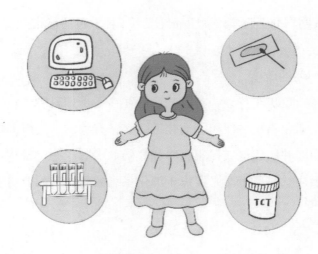

· **调整饮食结构**

均衡饮食，少吃含饱和脂肪酸的食物，多食用新鲜水果和蔬菜，对预防卵巢癌有利。

· **口服避孕药**

研究显示，长期口服复方短效避孕药可降低卵巢癌的发生风险。

· **接受遗传咨询**

有家族史的人群，尤其是有遗传因素的高危人群，可接受遗传咨询，进行定期的妇科检查、引导超声及肿瘤标志物检查等。

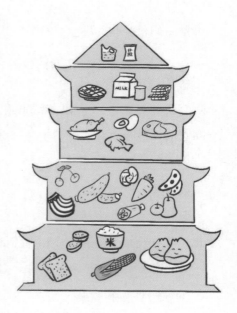

参考文献

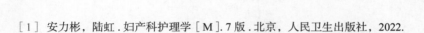

［1］ 安力彬，陆虹 . 妇产科护理学［M］. 7 版 . 北京，人民卫生出版社，2022.

［2］ 谢幸，孔北华，段涛，等 . 妇产科学［M］. 9 版 . 北京，人民卫生出版社，2018.

第2部分

妇科肿瘤的
常见症状

①

接触性出血，小心宫颈癌

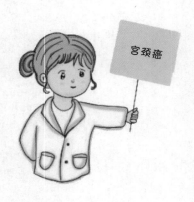

宫颈癌是女性生殖系统最常见的恶性肿瘤，近年来，它的发病年龄呈年轻化趋势。宫颈癌早期可能没有明显的症状，因此很容易被忽略。实际上，接触性出血是最突出的宫颈癌早期症状，宫颈癌患者中有 70% ～ 80% 有阴道出血现象。

对于宫颈癌，希望女性朋友能够尽早发现，尽早诊断和治疗。

·什么是接触性出血·

接触性出血常表现为女性在接受妇科检查或者性生活之后，出现少量的鲜红色出血，常可以自行停止。但如果女性朋友出现这几类征兆时，就需要警惕了。

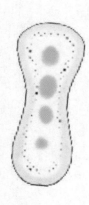

（1）性生活后有少量阴道出血。若每次性生活后都有阴道出血，更要引起重视。老年妇女若遇到性生活后阴道出血，不要总认为是由于性生活不当而引起的，而忽略宫颈癌的可能。

（2）行妇科检查后，阴道分泌物混有鲜血。

（3）用力大便时，阴道分泌物混有鲜血。

出现接触性出血后，该怎么办

有接触性出血，不一定是宫颈癌，有时宫颈息肉或炎症改变也会有接触性出血。但因为接触性出血是宫颈癌的早期信号，一旦发生，应引起高度重视，及时到医院就诊，进行进一步的检查以明确病因。主要的检查方法包括以下几种。

· 宫颈细胞学检查

可以行子宫颈刮片细胞学检查、液基薄层细胞学检测（thin-prep cytology test，TCT）等宫颈细胞学检查。这是发现早期宫颈癌的主要筛查方法。

· HPV 检测

目前，国内外已将高危型 HPV 检测作为常规的宫颈癌筛查手段，可以与宫颈细胞学检查联合应用。

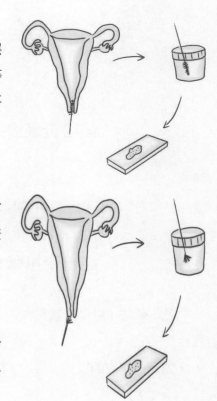

· 阴道镜检查

若宫颈细胞学检查结果为意义不明的不典型鳞状细胞时，要进一步行高危型 HPV DNA检测。检测阳性者应该进行阴道镜检查。

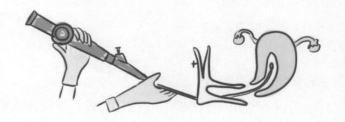

- **子宫颈活组织检查**

子宫颈活组织检查是确诊宫颈癌的最可靠方法。

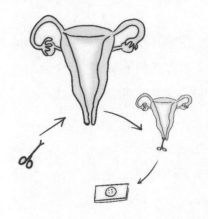

经检查确诊是宫颈癌，该怎么应对

如果经过以上检查确诊为宫颈癌的患者，须根据临床分期、年龄、生育要求和全身情况等综合考虑，采用手术、放射治疗、化学治疗等方案，及时进行治疗。

经检查排除宫颈癌后，要如何随访

通过随访，可以有效预防大部分的宫颈癌，随访的建议主要有以下几条。

- **21 ～ 29 岁的女性**

虽然 HPV 的感染率很高，但大部分是可以自愈的，对于 21 ～ 29 岁年龄段的女性，可以单独进行宫颈细胞学检查。宫颈癌筛查的指南指出，如果宫颈细胞学检查都正常，可以每三年随访筛查一次。

- **30 ～ 65 岁的女性**

优先推荐宫颈细胞学和 HPV 检查两项一起做。若两项检查结果都正常，可以每五年随访检查一次；或者每三年做一次宫颈细胞学检查。

· 65 岁以上的女性

如果以前的筛查结果都没有问题，以后发生宫颈癌的概率也相对比较小，所以之后就不需要再进行宫颈癌筛查。但如果没有进行过相关检查，建议完成一次筛查。

· 特殊情况女性

（1）有人类免疫缺陷病毒（human immunodeficiency virus，HIV）感染、器官移植、长期应用皮质醇激素的妇女，建议筛查起始年龄应提前。

（2）存在多个性伴侣、性生活开始年龄较早、分娩年龄较早、多次分娩、与高危男子（即阴茎癌、前列腺癌或该男性的其他性伴侣曾患宫颈癌）性接触、免疫力下降、慢性感染、合并性传播疾病、吸烟等高危因素的妇女，则可根据具体情况增加筛查频次。

②

绝经后出血，可能是肿瘤君在作怪

绝经后的女性朋友，如果已经满一年不来"大姨妈"，但忽然又出现了阴道流血，切莫掉以轻心。这很可能是妇科肿瘤的信号。资料显示，女性朋友的年龄越大，绝经时间越长，绝经后出血的时间越长、出血量越多，罹患恶性肿瘤的可能性就越大。那么，在日常生活中，绝经后女性朋友的身体出现哪些蛛丝马迹需要警惕呢？让我们一起来看一看。

· 什么是绝经后出血 ·

绝经后出血是指绝经后女性已经满一年不来月经而又出现阴道流血的情况，常与内分泌紊乱、生殖道炎症、子宫和卵巢出现良性或恶性肿瘤有关。由于子宫内膜癌是子宫内膜发生了恶性病变，大约有 2/3 的患者会表现为"大姨妈"的不正常。绝经后出现阴道出血的患者，其诊断为子宫内膜癌的概率高于其他年龄段的女性，90% 以上的绝经后子宫内膜癌患者会有绝经后出血症状。

· 绝经后出血的其他伴随表现有哪些 ·

如女性朋友除绝经后出血外还伴有以下情况，则更需要注意了。

• 伴有"水样白带"或脓血性白带

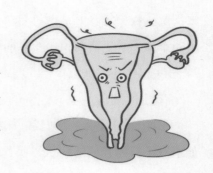

大约 1/4 的子宫内膜癌患者会出现"水样白带"（即白带呈现淘米水样或洗肉水样），合并感染时可出现脓血性水样白带，伴腥臭味，量多少不等，但通常多于正常白带量。如果出现这种情况，就需要当心是否患上子宫内膜癌。

• 伴有"小肚子隐痛"

子宫位于女性盆腔的正中，在子宫内膜癌的发展过程中，由于子宫腔内病灶增大而浸润周围组织，或累及宫颈内口导致宫腔积脓，部分患者可能出现下腹胀痛或类似痛经样的痉挛性疼痛。因此，若绝经后出血伴有"小肚子隐痛"的症状时，不能大意，应及时就诊，由医生来判断疼痛的原因。

• 伴有消瘦、乏力、发热等全身症状

如果绝经后的女性朋友出现了阴道流血，同时还伴有不明原因的消瘦、乏力、发热等全身症状，也应立即到医院进行检查，进一步查明原因，以免贻误了最佳的诊治时机。

出现绝经后出血，该怎么办

绝经后的女性如果有阴道流血症状，不可麻痹大意，需要到医院妇科门诊就医，并可以采用以下方法进行检查。

• 超声检查

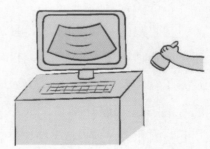

经阴道超声检查（俗称"阴超检查"）可以了解子宫大小、子宫内膜厚度、有无子宫内膜回声不均或子宫腔内赘生物、病灶有无肌层

浸润及其程度等，其诊断符合率达 80% 以上。但经阴道超声仅作为初筛的方法，不能单独用于子宫内膜癌的早期筛查和诊断。

• 诊断性刮宫

诊断性刮宫就是我们常说的"诊刮"，是协助确诊子宫内膜癌的常用方法。如果有子宫内膜癌的症状，或者超声等影像学检查考虑子宫内膜癌，就要做诊断性刮宫了。其检查方法是用一个细长的匙子样的器械（我们称之为刮匙）进入宫腔后，按顺序刮取子宫内膜组织，取出不同部位（宫颈，子宫腔前、后、左、右侧壁及宫底等）的子宫内膜单独放置，分别送病理学检查。诊断性刮宫不仅可以确定子宫内膜是否有病变，还可以大致确定病变的部位。对于围绝经期阴道大量出血或出血淋漓不尽的患者，诊断性刮宫还可以起到止血的作用。

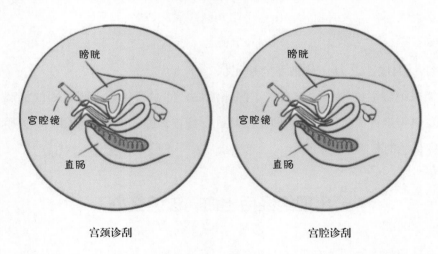

宫颈诊刮　　　　　　　　　　　宫腔诊刮

• 宫腔镜检查

宫腔镜的一端是镜头，可以通过阴道伸入子宫中，能够直接观察子宫腔及子宫颈管有无癌灶的存在，以及癌灶部位、大小、病变范围和子宫颈管是否受累等。

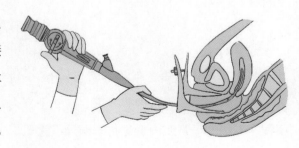

宫腔镜直视下对可疑病变可以取材行活组织检查（俗称"活检"），有助于发现较小的或较早期的病变，减少子宫内膜癌的漏诊率。宫腔镜直视下活组织检查的准确率接近 100%。

· 子宫内膜微量组织病理学检查

这是一种通过子宫内膜环状采集器取微量子宫内膜组织后进行病理学检查的方法。此法操作简便，在门诊就可以进行，不需要麻醉，也无须扩张子宫颈，而且取材比较全面。但是，对于绝经后、子宫内膜厚度 < 5 mm、子宫肌瘤和子宫内膜息肉的患者及阴道流血过多的患者，获取子宫内膜组织会受到一定的影响。因此，能否采用这项检查，还需要专业医生根据具体情况来判断。

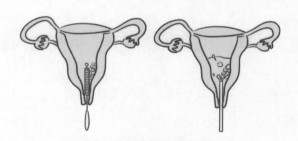

子宫内膜环状采集器操作示意

· 磁共振成像

磁共振成像（magnetic resonance imaging，MRI）可较清晰地显示子宫内膜癌的病灶大小、范围，肌层浸润及盆腔与腹主动脉旁淋巴结转移情况等，从而较准确地估计肿瘤分期。计算机体层成像（computed tomography，CT）对于软组织的分辨率略低于 MRI，因此在具备条件的医院，应用 MRI 进行术前评估者较多。

· 肿瘤标志物

早期子宫内膜癌患者的糖类抗原 125（carbohydrate antigen 125，CA125）一般不升高；有子宫外转移者，CA125 可出现明显升高。CA125 作为患者的肿瘤标志物，还可用于评估病情进展和治疗效果。

经检查，如确诊为子宫内膜癌，应如何处理

子宫内膜癌如果能够早期发现、及时正规治疗，其治疗效果和预后在妇科三大恶性肿瘤（宫颈癌、卵巢癌、子宫内膜癌）中是最好的。若女性朋友经过上述检查，不幸确诊为子宫内膜癌，应及时到医院进行规范化的治疗。

目前，子宫内膜癌的治疗方法包括手术、放射治疗、化学治疗和孕激素治疗。应根据肿瘤累及范围和组织学类型，结合患者年龄及全身情况制订适宜的治疗方案。

（1）早期患者以手术治疗为主，术后根据高危因素情况选择辅助治疗。

（2）晚期患者则采用手术、放射治疗、药物治疗等综合治疗方案。

哪些人即便没有症状也需要警惕子宫内膜癌

目前，子宫内膜癌病因还未明确。雌激素依赖型（Ⅰ型）子宫内膜癌可能与长期雌激素刺激有关，肥胖、高血压、糖尿病、不孕、绝经延迟、林奇综合征（Lynch syndrome）是其好发人群。而非雌激素依赖型（Ⅱ型）子宫内膜癌与雌激素无明显关系，患者多为老年体瘦妇女。因此，对于有上述高危因素的人群，即使没有出现可疑的症状，也需要依据不同的风险程度进行规律筛查，从而能够早期发现和早期治疗子宫内膜癌。

（1）普及防癌知识，建议中年女性朋友每年做一次妇科检查，近亲属中若有患乳腺癌、子宫内膜癌、结肠癌的女性朋友可适当提早开始体检。

（2）肥胖、高血压、糖尿病、不孕等高危人群应积极治疗原发病。

（3）需要使用雌激素治疗者，应严格掌握雌激素的应用指征，并加强用药期间的监护和随访。

（4）月经紊乱、围绝经期和绝经后阴道出血的女性朋友应及时到医院就诊。

（5）林奇综合征女性罹患子宫内膜癌的风险显著增加，应进行子宫内膜癌的筛查和随访。

3

月经紊乱，是谁惹的祸

月经，我们俗称为"大姨妈"，是指伴随卵巢周期性变化而出现的子宫内膜周期性脱落及出血。月经血呈暗红色，主要成分包括血液、脱落的内膜碎片、宫颈黏液及脱落的阴道上皮细胞。我们通常认为，女性平均每个月都会来一次月经，但什么才是正常的月经呢？正常月经可以从三个要素来衡量。① 月经周期：两次月经第一日的间隔时间称为月经周期，一般为 21 ～ 35 天，提前或延后 3 天左右均属正常。月经周期的长短因人而异，但每位妇女的月经周期有自己的规律。② 月经期：也就是经期长度，指月经持续的天数，一般为 2 ～ 8 天。③ 经期出血量：通常为 20 ～ 60 ml。

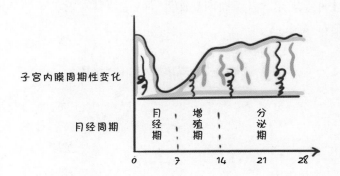

什么是月经紊乱

月经紊乱，通俗讲就是月经不调，包括周期频率、规律性、经期长度、经期出血量的变化，是妇科内分泌疾病最常见的症状之一。

月经紊乱有哪些表现

· 周期频率异常

周期频率异常可以分为月经频发、月经稀发和闭经（表 2-1）。

表 2-1 · 月经周期频率异常的分类

分 类	周期（天）
月经频发	< 21
月经稀发	> 35
闭经	≥ 6 个月无月经或者已有规律月经但月经停止 3 个周期以上

· 周期规律性异常

正常女性月经规律。月经周期规律性异常主要针对近 1 年的月经周期之间的月经变化范围（表 2-2）。

表 2-2 · 规律月经和不规律月经

分 类	近 1 年月经周期间的变化范围（天）
规律月经	< 7
不规律月经	≥ 7

· 经期长度异常

经期长度异常主要包括经期延长和经期过短（表 2-3）。

表 2-3 · 经期长度异常的分类

分　类	周期（天）
经期延长	> 7
经期过短	< 3

· 经期出血量异常

经期出血量异常可以分为月经过多和月经过少（表 2-4）。

表 2-4 · 经期出血量异常的分类

分　类	出血量（ml）
月经过多	> 80
月经过少	< 5

月经紊乱会有哪些危害

· 贫血

长期月经过多或不规则出血，可以引起失血性贫血，患者会出现头晕、乏力、心慌、气急等现象，严重者还有可能危及生命。

· 原有病情加重

许多女性的月经紊乱是由于某些妇科疾病导致的，其中最常见的是子宫肌瘤，若不及时正规治疗，会导致病情加重。

· 不孕

月经紊乱的患者，有不少存在黄体功能不全

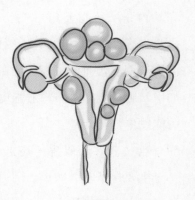

子宫肌瘤

或不排卵等问题。因此，对有生育要求的女性，若出现月经紊乱，应予以足够的重视。

· 多毛、痤疮、肥胖

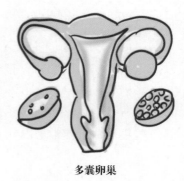

多囊卵巢综合征是青春期月经紊乱的主要原因之一。多囊卵巢综合征患者通常体内雄激素水平升高，除了会出现月经量过少或过多、月经周期紊乱等异常现象外，还常常伴有多毛、痤疮、肥胖等问题。

多囊卵巢

· 其他

月经紊乱可能会导致皮肤出现明显色斑、松弛、暗淡无光、毛孔粗大、粗糙等不正常表现。要特别提醒的是，一些女性以为使用化妆品就可以解决上述问题；实际上，这是身体内部某些病变在外部的表现，若不及时早期正规诊治，不但会影响美观，还会影响身心健康。

导致月经紊乱的原因有哪些

· 疾病因素

> 内分泌功能紊乱

青春期少女月经紊乱，往往是由下丘脑-垂体-卵巢功能发育不成熟导致的。而更年期女性月经周期异常的原因则是卵巢功能的减退。其他内分泌功能失调，如甲状腺功能异常、肾上腺皮质功能异常、糖尿病等，以及使用内分泌药物，也可能发生月经紊乱。

> 生殖器官的器质性病变

主要是子宫、卵巢、阴道等部位的炎症、肿瘤及发育异常等引起。常见病变包括子宫内膜异位症、宫颈炎、子宫肌瘤、宫颈癌、无孔处女膜等。

> 血液系统疾病

如血小板减少性紫癜、系统性红斑狼疮等。

• **精神因素**

突然或长期的精神压抑、紧张、忧虑、情感变化或心理创伤等，都可能会影响下丘脑、垂体等部位的功能，导致痛经、闭经等月经异常表现。

出现月经紊乱，该怎么办

偶尔一两次的月经紊乱，一般无须过分紧张。但若月经紊乱持续时间超过 3 个月，"该来不来，该走不走"，则应及时到妇科门诊就诊，寻找病因。为了进一步确定月经紊乱原因，可能需要做以下检查。

• **一般检查**

主要是体格检查，以判断全身情况、发育情况、营养情况等。

• **妇科检查**

观察外阴、阴道及宫颈情况，通过触诊检查子宫的大小、硬度，判断有无包块及宫颈举痛，并检查子宫旁、卵巢等部位有无包块及压痛。

• **血液检查**

医生会通过血常规、凝血功能等检查，判断患者有无贫血及血液系统疾病。

• **激素检查**

医生可通过对卵泡刺激素（follicle-stimulating hormone，FSH）、黄体生成素（luteinizing hormone，LH）、催乳素（prolactin，PRL）等激素的检测，了解患者垂体、卵巢等的功能，判断有无内分泌系统疾病及多囊卵巢综合征等妇科疾病。

- **妊娠试验**

验孕棒是用来检测女性是否怀孕的一种工具，由于其操作简单、快捷，已成为现在最主流的验孕方法之一。确诊是否怀孕还需要进行血和尿妊娠试验、血人绒毛膜促性腺激素（human chorionic gonadotrophin，HCG）检查等，以判断是否妊娠，并排除妊娠相关出血。

- **影像学检查**

通过超声检查，了解子宫、卵巢、输卵管的情况，排除子宫内膜癌、子宫疾病、双附件疾病等相应的器质性疾病，必要时还可以进行 CT、MRI 检查，排除下丘脑、垂体等部位的疾病。

- **阴道镜检查**

阴道镜检查用于筛查宫颈癌前病变和宫颈癌，对可疑部位进行活组织检查。

月经紊乱要如何预防

- **病因预防**

引起月经紊乱的病因有很多，积极预防、治疗这些疾病对于预防月经紊乱有一定作用，如避免进食过多含雌激素的食物，避免自行服用各类补品，注意控制血糖、体重等。

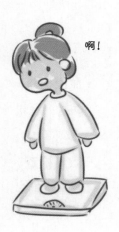

啊！

- **保持良好的生活习惯**

熬夜、吸烟、饮酒等不良生活习惯会影响身体的生理功能，引起激素分泌不足或紊乱，进而导致月经紊乱。因此，要注意规律作息、避免熬夜、改正饮酒和吸烟等不良习惯。

· 减少精神压力

长期的精神压力会导致神经内分泌功能失调，影响卵巢功能，从而引发月经紊乱，因此要注意保持良好的心态，及时排解不良情绪。

温馨提示

上述方法仅具有一定的预防作用，并不能完全避免月经紊乱出现。如果女性出现了月经紊乱，应及时前往正规医院妇科就诊，在医生的指导下进行检查、治疗，以恢复正常月经。

④

异常阴道流液，妇科肿瘤的早期信号

女性青春期后阴道分泌出的带有黏性的白色或透明液体叫作阴道分泌物，也就是大家常说的"白带"，其形成与雌激素有着密切的关系。白带由阴道黏膜渗出物、前庭大腺、子宫颈管及子宫内膜腺体分泌液和脱落的阴道上皮细胞混合而成。一般来说，健康女性的白带呈白色糊状或蛋清样，黏稠，无腥臭味，量少。而当女性身体出现一些病变时，白带的颜色、性状和量也可能随之发生变化。因此，女性朋友在日常生活中要密切关注自己的阴道分泌物，一旦发现异常，就要引起警惕。因为白带异常除了可能由阴道炎症引起，还有可能是妇科肿瘤的早期信号。

什么是异常阴道流液

正常情况下，白带的质与量会随月经周期而改变。若近排卵期，白带多清澈透明，呈鸡蛋清样，量比较多。排卵期后，白带呈白色、混浊，较黏稠，量比较少。异常阴道流液是指白带的颜色、气味、质地、量的异常，并持续一定时间。

- **颜色异常**
  白带可呈灰黄色、血色、黄绿色。

- **气味异常**
  白带可有腥臭味、恶臭味。

- **质地异常**

白带质地异常包括泡沫状、稀薄如水样、乳凝块状或豆腐渣样、脓性、米泔水样。

- **量的异常**

指白带比平时的量明显增多，超过平时量的数倍以上或者像来月经、排小便一样。

临床上常见的异常阴道流液有哪些

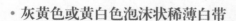

- **透明黏性白带**

透明黏性白带主要需考虑卵巢功能失调、阴道腺病或宫颈高分化腺癌等疾病的可能。

- **灰黄色或黄白色泡沫状稀薄白带**

灰黄色或黄白色泡沫状稀薄白带为滴虫性阴道炎的特征（该疾病可伴外阴瘙痒）。

- **凝乳块状或豆腐渣样白带**

凝乳块状或豆腐渣样白带为外阴阴道假丝酵母菌病的特征（该病常伴严重外阴瘙痒或灼痛）。

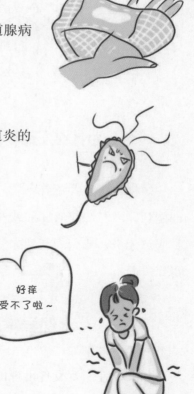

好痒
受不了啦~

- **灰白色均质伴鱼腥味白带**

灰白色均质伴鱼腥味白带常见于细菌性阴道病，可伴外阴轻度瘙痒。

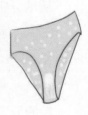

- **脓性白带**

脓性白带的颜色呈黄色或黄绿色、黏稠，多有臭味，为细菌感染所致，可见于淋病奈瑟菌阴道炎、急性子宫颈炎及子宫颈管炎。阴道癌、宫颈癌并发感染，宫腔积脓或阴道内异物残留等，也可导致脓性白带。

- **脓血性、恶臭、米泔水样白带**

该表现的白带，一般考虑与恶性肿瘤相关。

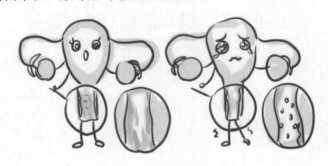

为什么妇科肿瘤患者会出现异常阴道流液

妇科肿瘤患者随着疾病的进展，肿瘤细胞不断地生长，当组织缺血坏死或伴有感染时，会出现异常阴道流液，典型表现为大量脓血性、恶臭、米泔水样白带。

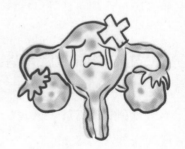

出现异常阴道流液，应做哪些检查

如果女性朋友发现出现以上白带异常，就说明身体已经亮起了红灯，需要立刻重视起来，赶紧去正规医院就诊，并做相关检查，如白带常规检查、超声检查、妇科检查、肿瘤标志物检查、宫颈癌筛查等，明确引起异常的原因，以便进一步治疗。在此期间，需禁止性生活，避免感染。

· 白带常规检查

> 检查内容

包括阴道 pH、阴道清洁度、脓细胞、上皮细胞、阴道微生物（霉菌、滴虫、细菌等），主要是为了判断女性是否存在白带异常及生殖道炎症。

> 注意事项

白带常规检查的最佳检查时间是月经干净后 3 ～ 7 天；在行白带常规检查前的 24 ～ 48 小时内，应避免阴道冲洗、阴道用药及同房。

· 超声检查

> 检查内容

可行经阴道、经腹部或经直肠超声检查。经阴道超声检查的探头更接近子宫和附件，干扰少，相比经腹部 B 超，其结果更加清晰、准确。在月经期或者存在严重妇科炎症、无性生活史等各种不便于行经阴道超声检查原因的患者，可采用经腹部或经直肠超声检查。

> 注意事项

经阴道超声检查前需排空膀胱，月经期及无性生活的女性严禁做经阴道超声检查。经腹部超声检查之前需要憋尿，这是因为正常的子宫位于骨盆内，经腹部 B 超不易探测到，通过充盈膀胱，可以把子宫"托起来"，以便能探测到。经直肠超声检查前需排空大便，急腹症、严重痔疮、肛管-直肠周围感染等的患者禁止做该检查。

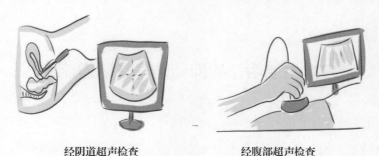

经阴道超声检查　　　　　　　　经腹部超声检查

- **妇科检查**

> 检查内容

包括外阴检查、阴道窥器检查、双合诊或三合诊。

> 注意事项

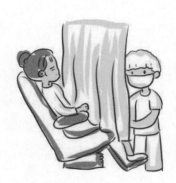

一般检查前 3 天内要避免性生活；选择月经干净后的 3 ~ 7 天检查；月经期勿做妇科检查；无性生活的女性禁止做双合诊、三合诊；检查时要穿宽松的上衣、裙子，应避免穿连体衣裤。

- **肿瘤标志物检查**

> 检查内容

不同妇科肿瘤对应的肿瘤标志物是不同的。宫颈癌相关肿瘤标志物主要为鳞状细胞癌抗原（squamous cell carcinoma antigen，SCCA）、癌胚抗原（carcinoembryonic antigen，CEA）；卵巢癌相关肿瘤标志物主要为糖类抗原 125（CA125）、人附睾蛋白 4（human epididymis protein 4，HE4）；子宫内膜癌与早期诊断相关的肿瘤标志物为 HE4。

> 注意事项

做 CA125 检测应避开经期和孕期，以免出现假阳性，最好在月经干净后 2 ~ 3 天以后再抽血检查。

经上述一系列的检查后，医生会根据检查结果判断异常阴道流液的病因。如果是感染引起的阴道炎、宫颈炎，通常要遵医嘱进行抗炎治疗；如果为妇科肿瘤引起的，则要做好住院并接受进一步治疗的准备。

日常生活中，如何预防异常阴道流液

女性白带内含有乳酸杆菌、溶菌酶和抗体，可以保持阴道内酸性环境、抑制细菌生长。白带中的水分使阴道处于湿润状态，对阴道起到润滑和保护的作用。

白带还是女性生殖健康的"晴雨表",肩负着重要的警报功能。提醒女性朋友们,日常生活中需做到以下几点。

（1）保持外阴部清洁、干燥,每天用温开水清洁外阴并更换干净的内裤。

（2）性生活前后要记得清洗私处。

（3）平日不用卫生护垫;如要使用,应选择棉质、透气性好的护垫,并及时更换。

（4）如厕后,应从前往后擦拭,保持私处清爽。

（5）不建议使用肥皂或各种清洗剂来清洁外阴,以免导致外阴部酸碱平衡失衡。

（6）少穿紧身裤或牛仔裤,选择棉质、透气性好的内裤。

（7）即使没有任何不适,也应该定期体检,最好每年作一次全面的妇科体检。

（8）坚持锻炼,做到睡眠充足、饮食合理、营养均衡,以增强免疫力。

（9）学会心理调节,保持良好的心理状态,避免过分激动和急躁。

白带是女性朋友的"忠诚卫士",它时刻保卫着女性的私处健康,不要因为它弄脏了你的内裤,就对它存有偏见。当白带出现异常时,应及时到医院进一步检查。发生异常阴道流液不一定就是得了妇科肿瘤,也不是每位妇科肿瘤患者早期都有这种表现,女性朋友切勿盲目对号入座或者疏忽大意。定期体检、定期进行妇科检查是及早发现妇科肿瘤的最好办法。

⑤

尿频、尿急、肛门坠胀，不可忽视

在日常生活中，女性朋友，尤其是上了年纪的女性，有没有遇到过这样的情况：小便次数增多，并且每次都觉得要憋不住了。出现这种情况时，不但身体受罪，还要承受一天跑无数趟厕所的尴尬。造成女性尿频、尿急的原因可能是非病理性的，如怀孕早期、习惯性憋尿；也可能病理性的，与尿路感染、妇科疾病、直肠-肛管疾病等息息相关。如果女性朋友有尿频、尿急症状，还伴随着时不时的肛门坠胀，那就需要提高警惕了。有些妇科肿瘤随着肿块体积的不断增大，可能会压迫膀胱和直肠，引发尿频、尿急、肛门坠胀，严重时可导致排尿、排便困难。

· 什么是尿频、尿急、肛门坠胀 ·

• 尿频

正常人白天排尿 3 ~ 6 次，夜间排尿 0 ~ 2 次，每次尿量 300 ~ 500 ml。排尿次数增多、每次尿量减少，但 24 小时尿量正常者，称为尿频。

• 尿急

指有尿意时，迫不及待地需要排尿而不能自制，常常引起尿失禁。在膀胱容量和功能正常的情况下，当身体产生尿意而环境条件不允许时，可以延迟排尿。但当身体有严重急性炎症或膀胱容量过小时，则不能自制。尿急常与

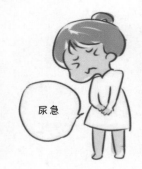

尿急

尿频同时存在。

· 肛门坠胀

肛门坠胀是肛管-直肠感觉神经末梢受到刺激后引起的神经反射。男女皆可出现，以 40 ～ 60 岁的女性患者多见。主要表现为肛门局部下坠、胀痛、异物感、便意、蚁走感、烧灼感，肛门坠胀可以向腰骶、下肢放射。

—— 引起女性尿频、尿急、肛门坠胀的可能原因有哪些 ——

· 泌尿系统感染

当发生泌尿系统感染时，尿液中的细菌会对膀胱壁产生刺激，患者可出现明显的尿频、尿急，并且伴有尿痛、尿道灼热、小腹部胀痛不适、肛门下坠感等症状。临床上通常将"尿频、尿急、尿痛"这组症状定义为膀胱刺激征。医生在进行诊断时，通常需要结合尿频、尿急的具体表现及伴随症状来综合分析原因。

· 盆腔炎症

盆腔炎症时处于充血和水肿的状态，炎症和积液可以刺激膀胱和直肠壁，引起尿频、尿急、肛门坠胀，同时可伴有发热、下腹痛、白带异常等。可通过尿常规、白带常规、血常规、腹部超声检查等明确诊断。

· 妇科肿瘤

妇科肿瘤会压迫膀胱及直肠，引起尿频、尿急和肛门坠胀。如子宫前壁肌瘤凸向膀胱生长并压迫膀胱时，患者就可自觉耻骨联合上方不适，或出现尿频、尿急，严重时可出现排尿困难、尿潴留。子宫后壁肌瘤向后压迫直肠时，则可引起肛门坠

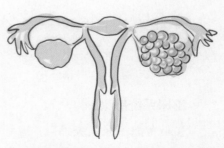

妇科肿瘤压迫会引起尿频、尿急和肛门坠胀

胀、便秘甚至排便困难。宫颈癌、子宫内膜癌在发展过程中会压迫、浸润和转移到周围器官和组织，当直肠、膀胱及盆腔神经受到压迫或侵犯后，会出现尿频、尿急、肛门坠胀、便秘、下腹疼痛等表现。卵巢肿瘤增大到一定程度，也会对周围器官产生压迫，从而出现相应的压迫症状。

• 盆腔器官脱垂

盆腔器官脱垂是指一个或多个盆腔内的器官膨出或下垂，脱垂的部位有子宫、阴道、肠道、膀胱、尿道等。轻症患者一般无特殊不适，重症患者可以感觉到阴道有块状物脱出，有尿不尽、尿急，咳嗽和打喷嚏时有漏尿，还可伴有排尿和排便困难、肛门坠胀、腰骶部酸痛或下坠感。

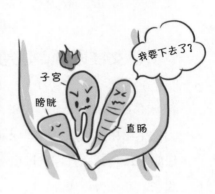

• 直肠肛管疾病

女性尿频、肛门坠胀还可能与肠炎、痔疮、肛周脓肿、肛门息肉等相关。肛管-直肠恶性肿瘤患者在病程中、晚期，也可有尿频、肛门坠胀、里急后重，并可伴有体形消瘦、倦怠乏力等表现。

—— 出现尿频、尿急、肛门坠胀，该怎么办 ——

当女性朋友出现尿频、尿急、尿完了还想去厕所，或者肛周坠胀不适、肛门有堵塞感、里急后重、用力解便却无便时，应及时去医院就诊。

• 泌尿系统感染

如果考虑泌尿系统感染，应到医院的泌尿科就诊，需要做尿常规、血常规、尿细菌培养、肾功能检查、尿动力学检查、残余尿检测、泌尿系统超声和 CT 检查等。根据检查结果判断是否有泌尿系统感染、膀胱功能减退，也可以明确是否存在肿瘤占位、泌尿系结石。

· 盆腔炎症

如果考虑盆腔炎症，应到医院的妇科就诊。通过妇科检查，观察患者是否有宫颈举痛或者盆腔包块。应做尿常规、血常规、白带常规、阴道分泌物培养和药物敏感性试验，判断是否妇科炎症性疾病所致。超声检查、盆腔CT检查对于输卵管、卵巢的脓肿和盆腔肿块有一定的诊断意义。盆腔积液比较多的患者，还可以通过后穹隆穿刺抽取盆腔积液来进行细菌培养和药物敏感性试验。

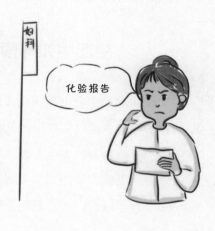

· 妇科肿瘤

如果考虑妇科肿瘤，应到妇科就诊。通过妇科检查，明确肿块的大小、部位、活动度、与周围组织有无粘连、有无压痛等。抽血查肿瘤标志物如AFP、CA125、CA19-9等。B超、CT与MRI帮助对盆腔肿瘤的发生部位、良恶性倾向及肿瘤累及范围作出初步判断。宫颈涂片、HPV检测、阴道镜检查对宫颈癌早期诊断有一定的帮助。活组织检查则是目前诊断妇科肿瘤最可靠、最准确的方法。

· 盆腔器官脱垂

如果考虑盆腔器官脱垂，可以到妇科或泌尿外科就诊。医生通过询问病史，了解患者尿失禁、排尿困难或排便困难等的情况；通过体格检查了解盆腔脏器脱垂的程度。此外，还可行盆底超声、MRI检查。如果伴有功能障碍者，需行尿动力学检查。

·其他

如果考虑直肠-肛管疾病，通常可以到外科或肛肠科就诊。可以通过直肠指检、乙状结肠镜或肛门-直肠镜检查来诊断患者是否有痔疮、肛周脓肿、肛门息肉等。B超、CT也可以协助诊断。

·生活中如何预防尿频、尿急、肛门坠胀·

女性朋友难免会出现一次或多次尿频、尿急、肛门坠胀的症状，想要避免这些问题的困扰，可以按照下述的方法进行预防。

（1）养成良好的卫生习惯，每日清洗外阴、肛门及其周围部位，应勤换内衣裤，保持会阴部、肛门周围的清洁状态。

（2）性生活前，双方都要进行清洁，女性在进行完性生活后应立即排尿并冲洗会阴部。

（3）日常生活中不憋尿，有尿意时应及时排尿。

（4）日常多饮水，多吃新鲜蔬菜、水果，不吃辛辣刺激性食物，少吃油腻食物。

（5）预防便秘，养成良好的排便习惯，如定时排便，排便时不看书报、玩手机等。

（6）适当体育锻炼，增强身体免疫力。

（7）采用凯格尔运动进行盆底肌肉锻炼。具体的方法是：全身放松，用力收缩会阴与肛门肌肉3秒以上，之后放松，休息10秒，重复此动作10～15分钟，每日进行2～3次练习。凯格尔运动可以增加控制排尿的能力，延缓和减轻盆腔器官脱垂的发生。

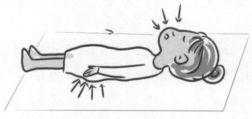

凯格尔运动示意

（8）定期体检，进行防癌筛查。

（9）如果出现了上述疾病相关的症状时，要尽快就诊，向医生咨询，与医生一起查明原因。

总之，女性有小便频繁、肛门坠胀时，一定要及时就医，在医生的指导下进行针对性治疗，以免延误病情。

6

长期腹胀、腹痛，卵巢癌的"红牌预警"

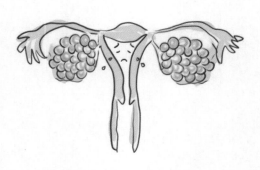

引起女性朋友腹胀、腹痛的原因有很多，如痛经、子宫肌瘤、卵巢囊肿、异位妊娠、盆腔炎、子宫内膜异位症、流产等。但如果是长期腹胀、腹痛，则常常为卵巢癌的首发症状，甚至可以说是卵巢癌的"红牌预警"信号。

卵巢癌是妇科三大恶性肿瘤之一，死亡率居各类妇科肿瘤的首位。据统计，全球每年有 20 万以上的女性患卵巢癌，发病率仅次于宫颈癌和子宫内膜癌，对女性的生命健康造成了严重威胁。对于女性朋友来说，早发现、早诊断对于提高卵巢癌的治愈率和改善生活质量都极为重要。

卵巢癌的早期信号有哪些

·信号 1：腹胀

腹胀通常表现为腹部饱胀或紧绷感，有时伴随食欲不振、消化不良等其他症状。女性腹胀也可能是生殖系统出现问题的表现。卵巢癌患者的腹胀通常也表现为腹部饱胀或不适感，持续时间长，且会逐渐加重。患者会感到自己的腹部变大了，出现食欲减退、恶心、呕吐、胀气、腹泻等肠胃功能失调的症状。除此以外，肿瘤组织压迫盆腔邻近器官，导致排便、排尿困难时，也会引发腹胀。

• 信号 2：腹痛和腰痛

女性在月经期会出现轻微的下腹部及腰骶部胀痛。如果在非月经期经常出现腹痛和腰痛，就要警惕了。肿瘤引发的腹痛及腰痛，大多在开始时疼痛较轻，呈进行性加重，持续较久，并且有伴随症状。卵巢癌患者的肿瘤组织如压迫神经，可引起腹痛及腰痛，疼痛可从隐痛逐渐发展至强烈疼痛。

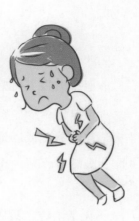

• 信号 3：月经紊乱

卵巢癌患者通常情况下月经没有显著的变化，如若卵巢的正常组织遭受癌细胞侵袭而产生损伤，可能会有经量过少或是停经的迹象。

• 信号 4：下肢与外阴部水肿

卵巢癌肿块在盆腔内逐渐长大，可压迫盆腔静脉，影响血液回流，引起下肢、外阴部水肿表现。

• 信号 5：不明缘由的消瘦

随着病情进展，癌细胞会不断增大、扩散，慢慢消耗身体养分，使人变得"苗条"，脸色苍白，四肢乏力。另外，腹腔积液形成后会对胃肠道产生机械性压迫，导致消化吸收功能下降，严重者可以出现营养不良。

导致卵巢癌患者腹胀、腹痛的原因有哪些

卵巢癌患者出现腹胀、腹痛的原因可能包括以下几种。

• 肿瘤组织压迫

卵巢癌患者的肿瘤组织可以直接压迫或牵拉周围组织和神经，导致腹胀不适、

腹痛。

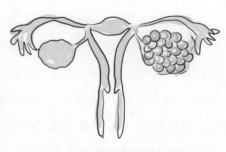

肿瘤组织会压迫或牵拉周围组织和神经

• 肿瘤并发其他病变

部分卵巢癌患者容易合并其他相关疾病，比如盆腔或肠道炎症等，从而导致腹胀、腹痛等情况。

• 化学治疗、放射治疗

卵巢癌患者接受的化学治疗、放射治疗可能会造成一定程度的消化系统损伤，引起腹胀、腹痛、腹泻等不适。

女性朋友如果出现腹胀、腹痛，该怎么办

女性朋友如果出现轻度腹胀、腹痛，可通过调整饮食、适度运动、按摩舒缓等方式进行对症处理。如果对症处理无效或效果不明显，腹胀、腹痛持续存在，且呈进行性加重时，需及时到医院就诊，以查清原因。为了进一步明确诊断，主要的检查可能包括以下几种。

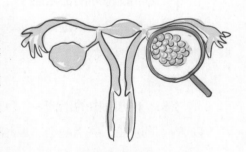

卵巢癌的筛查

• 肿瘤标志物

> 血清 CA125

80% 的卵巢癌患者，血清 CA125 水平升高。

> 血清 AFP

对卵巢卵黄囊瘤有特异性诊断价值，可作为生殖细胞瘤治疗前后及随访的重要标志物。

> 人绒毛膜促性腺激素（HCG）

在包括原发性卵巢绒毛膜癌在内的生殖细胞肿瘤患者血中，HCG异常升高。

> 血清 HE4

常与CA125联合应用，以判断盆腔肿块的良、恶性。

• 超声检查

可测定肿瘤血流变化，有助于诊断。

• MRI 或 CT 检查

MRI可较好地判断肿块性质及其与周围器官的关系，有利于病灶定位；CT可判断肿瘤的周围组织侵犯、淋巴结转移及远处转移情况。

• 正电子发射计算机体层显像检查

正电子发射计算机体层显像（positron emission computed tomography;positron emis-sion tomography and computed tomography，PET-CT）有助于对已有肿瘤进行定性并做出诊断，但一般不推荐作为初次就诊时的检查。

日常生活中，女性应该怎样预防卵巢癌

由于目前卵巢癌的病因尚不清楚，且发病早期患者多无明显的临床症状，因此，应对高危人群进行严密监测和随访，采取积极的预防措施。日常生活中，女性应该怎样预防卵巢癌呢？

（1）对于有卵巢癌家族史的女性朋友，可以通过遗传咨询，早期进行医学干预，

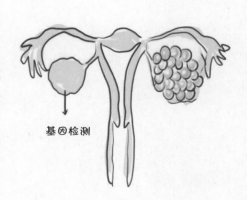

基因检测

尽可能地避免罹患卵巢癌。

（2）每年进行妇科体检，并通过妇科超声、肿瘤标志物检查（包括 CA125、HE4 等），检查盆腔有无包块、盆底有无结节，提前发现一些隐匿性病变，做到早发现、早治疗。

（3）乳腺癌或胃肠道肿瘤女性患者在治疗后应严密随访，定期做妇科检查，以防止卵巢转移癌。

（4）平时养成良好的生活习惯，加强锻炼，增强体质，提高免疫力，对于预防卵巢癌的发生也有一定的作用。

温馨提示

30 岁以上的女性，在每年做宫颈细胞学检查的同时，也要做卵巢的相关检查。如果女性经常出现腹胀、腹痛等不适症状，在排除肠胃功能失调后，要及时到妇科就诊，进一步排除卵巢癌的可能。

下腹部包块，或许是妇科肿瘤的前身

日常生活中，不少女性朋友在平卧时会发现自己腹部有鼓起的包块，常常以为这是自己"发胖了"而不去医院进一步检查。其实，女性下腹部包块是妇科肿瘤较为常见的表现，可能是子宫肌瘤、卵巢囊肿等疾病引起的，也可能是一些妇科肿瘤如卵巢癌、子宫肉瘤等的危险信号。虽然患者很容易发现较大的下腹部包块，但也容易将其忽视，女性朋友需加以重视。

什么是女性下腹部包块

腹部包块是指腹腔内器官或腹部组织因肿胀、膨大、增生、粘连或移位而形成的异常肿块，可被触及或经特殊检查而被发现。

女性下腹部有包块，可能暗示生殖系统出现了问题。女性的子宫和附件容易出现包块，前者常见于妊娠子宫、子宫肌瘤、子宫腺肌病、子宫肉瘤等，后者主要是卵巢肿瘤，如畸胎瘤、浆液性囊腺瘤、浆液性囊腺癌等。此外，输卵管妊娠、输卵管脓肿、宫腔阴道积血、转移性肿瘤等，也会表现为下腹部包块。

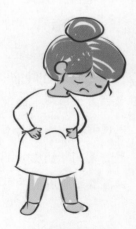

怎么鼓了个包

· 女性下腹部包块的原因有哪些 ·

· 妊娠子宫

育龄女性有正常性生活，且出现停经、妊娠反应、妊娠试验阳性等，此时若在下腹部发现包块，首先考虑妊娠子宫。一般妊娠 12 周及以上时，在耻骨联合处可扪及子宫底，进一步行超声检查可明确是否为宫腔内妊娠。若停经后出现不规则阴道流血，且子宫增大超过停经周数，可能为葡萄胎。

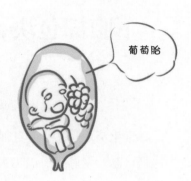

葡萄胎

· 子宫肌瘤

下腹部包块多居中，表面可有单个或多个球形隆起，伴有月经过多等症状。需要到医院进行超声检查才能明确诊断。

· 子宫腺肌病

下腹部包块居中、质硬，多伴有逐年加剧的痛经、经量增多及经期延长。

· 子宫恶性肿瘤

老年患者下腹部包块且伴有不规则阴道流血，应考虑子宫内膜癌。包块增长迅速并伴有腹痛及不规则阴道流血，可能为子宫肉瘤。有生育史或流产史，特别是有葡萄胎病史，下腹部有包块且外形不规则，伴子宫不规则出血时，应考虑妊娠滋养细胞肿瘤的可能。

· 卵巢肿瘤

大多位于下腹部左右两侧，多属病理现象。表面光滑、囊性且可活动者，多为良性肿瘤。包块为实性、表面不规则、活动受限，特别是包块在短时间内迅速增大，边界不清，伴有胃肠道症状者，多为卵巢恶性肿瘤。

· 输卵管妊娠

包块位于子宫旁，大小、形状不一，有明显触痛。患者多有短期停经史，随后出现阴道持续少量流血及腹痛。

· 附件炎性肿块

多为双侧性，位于子宫两旁，与子宫有粘连，有压痛。急性附件炎症患者有发热、腹痛。慢性附件炎症患者多有不孕及下腹隐痛史。

· 宫腔、阴道积血或宫腔积脓

青春期无月经来潮并伴有周期性下腹痛，下腹正中扪及包块，应考虑处女膜闭锁或阴道无孔横隔；上述症状也可见于子宫内膜癌合并宫腔积脓。

· 其他

肠道恶性肿瘤的包块多位于一侧或在中腹部，多伴有消化道症状和体征，晚期出现贫血、消瘦或肠梗阻。

腹膜后肿瘤的包块位于直肠和阴道后方，于后腹壁固定，无活动性。实性者多为肉瘤，静脉肾盂造影可见输尿管移位。

女性如何在家中对下腹部包块进行自检

女性可以在家中对下腹部的包块进行自检，方法如下。

· 视诊

站在一面大镜子前，放松上肢和腹部，观察腹部左右是否对称、上腹部和下腹部线条是否自然、有无腹部局部隆起或突出。

· 触诊

可在空腹排尿后，平躺在床上，屈腿、放松，用双手依次触摸腹部，从右下腹开始，沿着右下腹→右中腹→右上腹→左上腹→左中腹→左下腹的顺时针顺序，触摸腹部有无包块。

下腹部包块可长在女性生殖器官的任何部位。一般妇科肿瘤早期包块并不明显，随着病情发展，当包块较大时，就可以在腹部触摸到。包块可能有囊性触感，也可有实性触感，软硬程度、活动度不同，有的包块触摸时还会引发疼痛感。

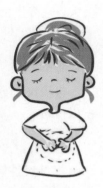

下腹部包块的自检

自检发现下腹部包块后，该怎么办

女性朋友如果在下腹部自检出包块，应及时就诊，进行进一步的检查，如 B 超、CT、MRI、妇科检查及肿瘤标志物等，以确定下腹部包块的部位、性质及原因，并根据医生建议采取相应的措施。

（1）如为正常妊娠子宫，无须特殊处理。

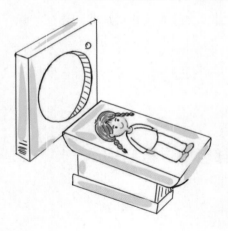

（2）如为良性肿瘤，则要消除不必要的顾虑，增强康复信心，做好定期随访，有手术指征的可行手术治疗。

（3）如为恶性肿瘤，需根据临床分期、生育要求和全身情况等综合考虑，采用手术、放射治疗、化学治疗等方案及时进行治疗。

（4）若为其他原因引起的腹部包块，应遵循医生建议进行治疗和随访。

如何做好下腹部包块的预防

引起女性下腹部包块的原因有很多，预防因疾病导致的下腹部包块，最好的方法就是早发现、早诊断、早治疗。

· **子宫肌瘤**

改变不良的生活习惯，养成健康的生活方式。避免生冷、辛辣刺激性的食物。若发现经期延长、经量增多、阴道不规则出血等，要及时就医，预防子宫肌瘤的发生。

· **卵巢囊肿**

注意经期卫生，增加体育锻炼，保持良好的情绪。注意日常饮食，宜清淡，多吃新鲜的蔬菜、水果。作息要规律。生活习惯不规律的人，如熬夜等，会加重体质酸化，容易诱发卵巢囊肿。

· **其他妇科肿瘤**

每年进行妇科体检，查看盆腔、腹部有无包块，通过妇科超声、肿瘤标志物等检查，提前发现一些隐匿性的病变，做到早发现、早诊断、早治疗。

· **输卵管妊娠**

保持良好的卫生习惯，勤洗浴、勤换衣。性伴侣稳定。若发生盆腔炎，要彻底治疗。因输卵管妊娠有 10% 的再发生率和 50% ～ 60% 的不孕率，再次妊娠时要及时就医。

8

外阴瘙痒，警惕外阴癌

　　女性外阴瘙痒是一种很常见的症状，可发生于任何年龄段。外阴是特别敏感的部位，局部清洁度不够、衣物透气性差等外部刺激，以及妇科疾病、全身性疾病、心理因素等，均可引起外阴瘙痒。外阴瘙痒多发生于阴蒂、小阴唇，也可波及大阴唇、整个会阴和肛周，使人寝食难安、坐卧不宁，患者常常通过搔抓及摩擦来减轻不适感。如果是外部因素刺激引起的外阴瘙痒，常为短暂的、非病理性的，可以通过去除外部刺激，如注意个人卫生、穿宽松衣裤等而自愈。但如果排除外部因素后仍然有瘙痒，就要考虑是不是疾病因素所造成的，特别是长期、持续的外阴瘙痒，更需警惕外阴癌。

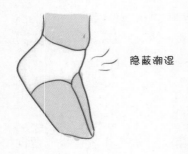

隐蔽潮湿

女性外阴瘙痒是怎么回事

　　外阴瘙痒是指多种原因引起的外阴皮肤与黏膜的剧烈痒感，瘙痒部位常在阴蒂、小阴唇和阴唇沟，严重者可扩展到大阴唇、整个阴道口、会阴部、肛门周围，甚至大腿内侧也可波及。因阴道缺乏与瘙痒及疼痛相关的特异性神经末梢，故瘙痒感一般不累及阴道。

　　外阴瘙痒的性质和程度可不等。轻者只有针刺感或蚁行

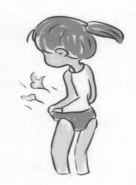

感，重者则剧痒难忍。瘙痒多为阵发性发作，有的仅发生于夜间就寝后，也可为持续性。瘙痒重者，可见皮肤抓痕。外阴瘙痒可同时伴有外阴红肿、疼痛、白带量增多、白带发黄、阴道口红肿、烧灼感等症状。

引起外阴瘙痒的原因有哪些

· 局部刺激

女性外阴清洁度不够，穿着透气性差的化纤内裤，或使用的护垫、卫生巾不透气时，外阴经常处于潮湿状态而发生瘙痒。女性在使用洗剂、药膏时，某些药物成分会刺激皮肤，引起过敏反应，继而瘙痒难忍。另外，肥皂、避孕套等也可能引起接触性皮炎，表现为局部发红、瘙痒。

· 感染

如滴虫性阴道炎、外阴阴道假丝酵母菌病、细菌性阴道炎、老年性阴道炎、淋病奈瑟菌性阴道炎、支原体及衣原体感染等，均可引起白带增多并不断刺激皮肤，引发瘙痒症状。另外，感染阴虱、疥疮等，也可导致瘙痒。

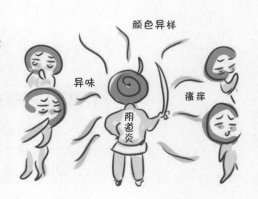

· 外阴疾病

外阴湿疹、外阴神经性皮炎、外阴癣、外阴尖锐湿疣等疾病，均有瘙痒的表现。外阴白斑会引发局部皮肤硬化、粗糙，伴有瘙痒、溃疡与皲裂表现，严重时还会出现皮肤萎缩、增生，若不及时治疗，会进一步发展为外阴癌。

· 外阴癌

大多数外阴癌患者会出现长期外阴瘙痒或烧灼感，轻重程度不一，可伴有疼痛，同时外阴局部有表皮的隆起、斑块或乳头状病变，可干燥或溃烂。

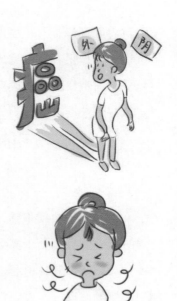

·全身性疾病

糖尿病、黄疸、尿毒症、维生素缺乏等全身性疾病，因异常代谢产物刺激皮肤，会引发瘙痒。例如，高血糖可导致皮肤瘙痒，尤其是伴有外阴阴道假丝酵母菌病时，瘙痒症状会加重；妊娠肝内胆汁淤积综合征亦可出现包括外阴在内的全身皮肤瘙痒；尿失禁、膀胱阴道瘘患者的外阴皮肤长期被尿液浸渍，也会导致外阴瘙痒。

·心理因素

心理因素或情绪波动可诱发或加剧瘙痒感觉，又称精神性外阴瘙痒。

出现外阴瘙痒，该怎么办

女性朋友出现外阴瘙痒时不要慌，先要找准病因，才能对症下药。建议外阴瘙痒的女性朋友及时到妇科就诊，若怀疑由尖锐湿疣、阴虱等引起的，则需到性病科、皮肤科就诊。

·体格检查

可观察患者的外阴和阴道有无特征性表现，宫颈是否存在息肉或出血等异常情况，初步判断有无病变。

·阴道分泌物检查

检查阴道分泌物中是否有病原体，如滴虫、细菌、真菌等，有利于病因的鉴别。

· **实验室检查**

通过血糖、血常规、肝肾功能等实验室检查，排除引起外阴瘙痒的皮肤病变及其他全身疾病。

· **组织病理学检查**

查体时，若发现患者有明显局部皮损或黏膜难于分辨，需行活组织检查排除恶性病变。

如果经组织病理学检查确诊是外阴癌，该怎么办

患者需要根据具体的病情来选择合适的治疗。外阴癌早期以手术治疗为主，晚期则以手术辅以放射、化学治疗，转移性病灶采取姑息、对症、支持治疗。如果患者出现单纯鳞状细胞外阴癌，病变比较小，病情比较轻时，可以选择进行放射治疗。大多数外阴癌的患者可以选择进行手术治疗，必要时可以联合放射治疗、化学治疗等综合治疗方案。也有些患者可以选择进行生物治疗或者中医中药治疗。

生活中如何做好外阴癌的预防

很多外阴癌在确诊时已是中晚期，让人十分痛惜。其实，外阴癌是可以预防的，建议从以下几方面着手，做好预防工作。

（1）由于外阴癌与 HPV 感染有关，女性朋友可根据年龄和自身需求接种 HPV 疫苗。

（2）平时应注意外阴部位的清洁与卫生，穿

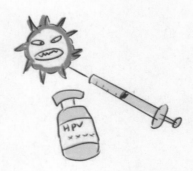

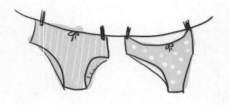

着宽松、透气的内裤，进行性生活时要使用安全套。

（3）养成良好的生活习惯，戒烟、限酒、清淡饮食，进行锻炼，提高免疫力，避免病毒、细菌感染，降低患癌风险。

（4）有阴道炎的女性朋友，应及时前往医院积极治疗，以减少阴道分泌物对外阴的刺激。

（5）女性朋友，尤其是绝经后的妇女，洗澡时或洗澡后可以进行自检，摸一摸大阴唇、阴蒂等部位，看看是否有小结节。如果有异常发现，不管是否有疼痛，都要提高警惕，并到医院做相应的检查。

（6）私处出现不适症状时应当及时就医，并进行针对性筛查，尤其要注意癌前病变。

9

外阴斑块与外阴癌

对于女性朋友来说，外阴是特别私密的地方。有的女性，外阴会出现星星点点的色斑块，以白斑多见，有时候会有黑斑的存在，还会伴有外阴瘙痒、疼痛等，这就是外阴斑块。此时，有些女性朋友会羞于启齿，不愿意去做检查；有些女性朋友则将外阴斑块视为癌前病变，并因此焦虑不已。提醒女性朋友，一旦罹患外阴斑块，应积极治疗，不可讳疾忌医，也不可过于紧张，切勿将其与癌症等同。

外阴斑块和外阴癌是什么

· 外阴斑块

外阴斑块是指出现在妇女外阴部皮肤的局限性或弥漫性斑块，以白斑多见，可发生在外阴的任何部位，最常见的是阴唇系带和会阴部位，可向双下肢内侧及肛门蔓延，但很少侵犯尿道口及前庭。

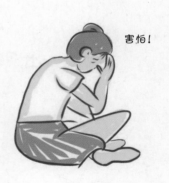

害怕！

· 外阴癌

外阴癌是一种少见的女性生殖系统恶性肿瘤，仅占全部女性生殖系统恶性肿瘤的 2%～5%，发生于女性外阴（如大阴唇、小阴唇、阴蒂等部位），也可有异常斑块的表现。外阴癌的发病率随年龄增长而增加，常发生于绝经后的妇女。

外阴斑块和外阴癌的发病原因有哪些

· 外阴斑块

主要是指外阴白斑，其发生与外阴营养不良有关，故又名为"慢性外阴营养不良"。人们之所以恐惧外阴斑块，是它有癌变的可能。临床资料表明，约有2%的外阴斑块会发生恶变。恶变多发生在上皮非典型增生者，多为原位癌或浸润癌。

· 外阴癌

外阴癌的发病机制尚不明确，常见病因包括以下几种。

> HPV 感染

感染途径包括性传播、接触传播等。

> 外阴非肿瘤性上皮病变

如硬化性苔藓。

> 性传播疾病

如梅毒、尖锐湿疣。

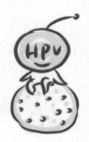

出现外阴斑块，一定是外阴癌吗

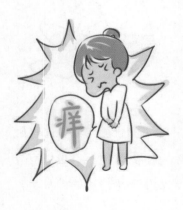

可以肯定的是，外阴斑块并不一定是外阴癌。外阴癌的典型症状有以下几点。

（1）持久不愈的外阴瘙痒。

（2）外阴任何部位出现的形态各异、界限不分明的肿物，如结节状、菜花状、溃疡状，肿物如合并感染可出现疼痛、渗液、出血等。

（3）外阴出现异常斑块、丘疹或外阴黑色素沉着等。

（4）若肿瘤已转移至腹股沟淋巴结，可扪及一侧或双侧腹股沟处增大、质硬、固定的淋巴结。

（5）肿瘤侵犯尿道或直肠时，可有尿频、尿急、尿痛、血尿、便秘、便血等表现。

外阴异常

出现外阴斑块和外阴癌，该怎么办

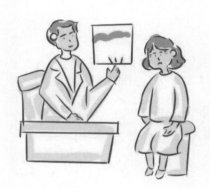

女性朋友出现外阴斑块时，不必过于紧张和恐慌，因为外阴癌的发病率相对较低；但也要保持警惕，一旦察觉以下症状，如外阴瘙痒、增厚、发白、萎缩或出现黑斑等，要尽快到正规医院妇科、肿瘤科进行检查，尽早明确诊断。就诊时，可能涉及的流程包括以下几方面。

· **医生问诊**

医生可能针对发生外阴瘙痒、肿块等症状的时间，以前是否检查过 HPV，有无 HPV 感染，有无吸烟和服用免疫抑制剂的情况等，进行问诊。

· **体格检查**

主要检查外阴肿物或病变的部位、大小、形态（丘疹或斑块、结节状、菜花状、溃疡状等）、浸润的深度，是否累及尿道（口）、阴道、肛门或直肠等，以及有无淋巴结肿大。

· **辅助检查**

需要抽血进行肿瘤标志物检查，如外阴鳞状细胞癌患者的鳞状细胞癌抗原可为阳性。影像学检查，如胸部 X 线和 CT 等项目，有助于明确是否有远处转移。

· 病理学检查

最好及时对可疑病变行活组织检查，以明确组织病理学诊断。

患上外阴白斑的女性朋友不必太过担忧，及时就诊，遵医嘱进行药物治疗，可以免除手术之苦。而对于久治不愈的外阴斑块，则应密切监测病情变化，以防发生癌变。如经检查确诊为外阴癌，应在医生的指导下规范治疗。

如何早期预防外阴癌，战胜外阴癌

· 积极预防

（1）注意外阴及性生活的清洁，及时更换内裤。

（2）预防接种人乳头状瘤病毒（HPV）疫苗，定期进行妇科体检。

（3）戒烟，均衡饮食、规律作息，提高免疫力。

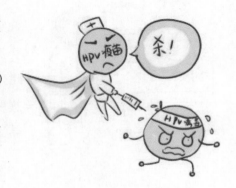

· 早发现、早就医

外阴出现这几类表现，需警惕，应及时就医。

（1）外阴皮肤增厚、发白：外阴皮肤增厚、变粗糙，伴有界限清楚的白色隆起；随着患者的抓挠，还有可能出现外阴红肿等，此时应警惕是否存在癌变。

（2）外阴快速萎缩：当外阴萎缩的速度特别快，阴蒂、大小阴唇萎缩、粘连，阴道口狭小、弹性消失而影响排尿和性生活时，也应怀疑是否有癌变。

（3）外阴出现黑斑：外阴白斑患者如若不尽早治疗，会导致病情恶化，到达晚期，外阴会出现黑色斑块。

· 树立信心

（1）以良好的心态应对压力，注意劳逸结合，不要过度疲劳。

（2）养成良好的生活习惯，加强营养，提高免疫力。

（3）配合医生治疗，提高治疗依从性，树立战胜疾病的信心。

（4）做好日常病情监测，积极就医治疗，控制好高血压、冠状动脉粥样硬化性心脏病、糖尿病等其他合并疾病。

总之，女性朋友要积极做好预防措施，一旦察觉到有疑似恶变的症状，要及时就医，做到早发现、早治疗，避免病情加重。

⑩

女性私处溃疡，要警惕了

女性私处因与尿道口及肛门邻近，会经常受到白带、经血、尿液、粪便的污染；育龄女性的性活动频繁，外阴皮肤黏膜易发生损伤；绝经后女性体内的雌激素水平低，外阴皮肤黏膜脆弱；有些女性习惯穿着化纤内裤、紧身裤，使用护垫、卫生巾等不当也易导致局部不透气。以上因素均可引起外阴感染，导致局部皮肤炎症、破溃、缺损，形成外阴溃疡。女性私处皮肤若长期受到炎症的刺激，还可引起细胞癌变。因此，女性朋友如出现私处溃疡，千万不要大意，需要查明原因，及时诊治。

· 什么是外阴溃疡 ·

溃疡是皮肤黏膜炎症、溃烂、缺损等，深度可达真皮及皮下组织。外阴溃疡是指发生在女性外阴的皮肤黏膜炎症、破溃、缺损，可伴发热、疼痛等。根据起病缓急、病程长短，分为急性外阴溃疡和慢性外阴溃疡。外阴溃疡可见于外阴的各个部位，以小阴唇和大阴唇内侧为多，其次为前庭黏膜及阴道口周围。溃疡可以单独存在，也可以是几个溃疡融合成一个较大的溃疡。

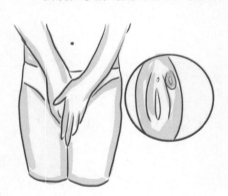

女性外阴溃疡的常见表现有哪些

· 坏疽型

临床症状最严重。溃疡发生前，先有发热、乏力等全身症状。病变部位红肿明显，溃疡数目少，外观如穿凿样，深且边缘不规整。溃疡表面附着的脓液较多，或有污黄色或灰黑色的伪膜附着，除去伪膜则可见基底不平。病变发展迅速，有时可造成大片组织坏死缺损，外观似外阴癌，但其边缘和基底部柔软。患者疼痛剧烈。

· 下疳型

此型较常见。病情发展缓慢，发病前没有明显的全身症状。溃疡数目多、表浅，但面积较大，周围红肿，边缘不整，也可有穿凿现象，溃疡表面附有脓苔。患者症状较轻，溃疡可在数周内愈合，但在其附近又可能出现新的溃疡。

· 粟粒型

此型溃疡数目多，但病灶小，似针尖至粟粒大小，症状很轻，痊愈也快。

哪些原因可引起女性外阴溃疡

外阴溃疡与感染、损伤、肿瘤、全身疾病等有关，诸多因素可导致外阴皮肤及皮下组织发生炎性反应，出现局部组织溃烂。主要的病因有：

· 感染性疾病

首先，许多性传播相关疾病在病变过程中都会出现外阴溃疡，如单纯疱疹病毒、梅毒螺旋体、杜克雷嗜血杆菌、肉芽肿克雷伯菌、HIV 的感染。其次，非性传播感染因素，

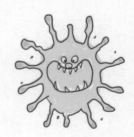

如结核杆菌、阿米巴原虫或真菌等感染，也可有外阴溃疡表现。

·局部卫生不良

若女性平时不注意隐私部位的卫生，白带、经血、尿液、粪便等长期浸渍外阴部皮肤，引起局部细菌感染，也会形成外阴溃疡。

·妇科疾病治疗不及时

女性患妇科疾病，如阴道炎、外阴炎等，会有白带异常、局部分泌物增加等表现，如不及时治疗，分泌物刺激外阴，也可能发生局部溃疡。

·性生活过于频繁

女性性生活过于频繁，反复发生机械性摩擦刺激，容易发生局部损伤，导致外阴部皮肤破裂、渗出等而形成溃疡，常伴随明显的疼痛。

·外阴癌

外阴癌以原发性鳞状上皮癌为主，常发生在大、小阴唇等部位。约有 1/3 的外阴癌在早期表现为外阴溃疡，经久不愈。若肿瘤邻近或侵犯尿道，则会出现尿痛和排尿困难。

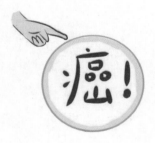

·全身疾病

如克罗恩病、急性白血病、白塞病、扁平苔藓等，也会引起外阴病变。

·其他

外伤继发感染、全身或局部用药等也有可能出现外阴病变，如过敏性药疹、药物灼烧形成的溃疡。

出现外阴溃疡，该怎么办

当女性朋友出现不明原因的一个或多个外阴溃疡，或伴有以下情况时，需及时就医：① 有疑似患性传播疾病的性伴侣，并有高危性接触；② 伴疼痛、瘙痒或水泡等；③ 伴排尿困难、尿痛等泌尿系统症状；④ 伴发热、全身不适、淋巴结肿大等全身症状；⑤ 溃疡反复发作、经久不愈；⑥ 近期有特殊口服用药或外阴局部用药史。

发现外阴溃疡的女性朋友如到医疗机构就诊，首诊科室应为妇科；若为性传播疾病引起者，性伴侣或配偶可以到皮肤性病科进行相关病史咨询。就诊时，可能涉及的流程包括以下几方面。

· 医生问诊

询问患者基本情况、性生活史、性伴侣或配偶情况、用药史；外阴溃疡最初发生的时间、发展过程，有无反复、疼痛、分泌物增多，有无尿频、尿痛、排尿困难，有无发热、乏力及其他全身症状等。

· 体格检查

查看外阴溃疡分布部位、数量、大小，溃疡创面深度、性质及活动度等。

· 实验室检查

主要通过阴道分泌物直接涂片、病原体培养、细胞学涂片、血清学检查、核酸检测技术等，找到病原学证据以辅助诊断。

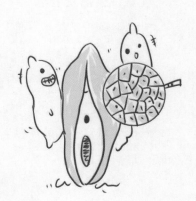

· 病理组织学检查

外阴活组织检查确定诊断及病因，应注意避开月经期及外阴的急性化脓性炎症部位。

女性在生活中应该如何预防外阴溃疡

引起外阴溃疡的原因有很多，女性在生活中应该注意以下几点，以预防外阴溃疡的发生。

· 加强日常卫生

每天用温水清洗外阴。经期避免盆浴、游泳、性交。大小便和性交后要注意外阴部的干燥和清洁。不穿过紧的内裤，不使用化纤制品，不乱用清洁消毒剂、碱性肥皂或过热的水清洗外阴。选用的卫生巾应注意生产厂家和生产日期，不用劣质卫生巾，并注意及时更换。

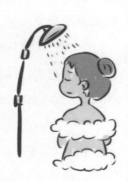

· 不要讳疾忌医

出现白带异常、局部分泌物增多、外阴瘙痒等症状时，及时就医，积极治疗外阴炎、阴道炎等疾病。另外，要积极治疗单纯疱疹病毒感染等感染性疾病和克罗恩病、白塞病等其他原发病。

· 注意性生活安全

树立正确性观念，不滥交，并避免无保护性行为。

· 合理饮食

饮食宜清淡易消化，少吃辛辣刺激的食物。

女性朋友发现私处溃疡后，一定要及时就医，警惕是否为妇科肿瘤所致，早诊断，早治疗。

停经伴妊娠反应，一定是怀孕了吗

"大姨妈"有没有如期而至，通常是大多数女性判断自己是否怀孕的依据之一。有性生活史的健康育龄女性，平时月经规律的，一旦月经延期 10 天以上，就应怀疑怀孕。停经是怀孕最早，也是最重要的症状，但不是怀孕所特有的症状。除正常妊娠外，很多原因也可引起停经，如产后哺乳、情绪波动、环境改变、体重下降、服用药物、病理性妊娠、妊娠滋养细胞疾病等。因此，女性朋友一旦出现月经没有如期而至，要加以重视，建议立即就诊以排除疾病而引起的停经；一旦确诊，也要及时检查和治疗。

什么是停经伴随妊娠反应

停经是指月经周期正常的育龄女性，有性生活史，月经延期 10 天以上。妊娠反应又称早孕反应，妇女在停经 6 周左右可出现厌油腻、晨起恶心和呕吐、食欲不振、嗜睡、乏力、喜食酸物或偏食等表现，可能与体内 HCG 水平升高、胃酸分泌减少、胃排空延迟等有关。妊娠 12 周后，上述症状随着体内 HCG 水平的下降而逐渐消失。当出现停经同时伴有以上早孕反应的症状，就是停经伴随妊娠反应。

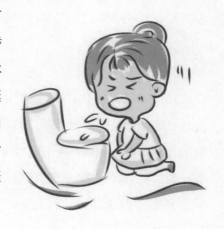

出现停经伴随妊娠反应，一定是怀孕了吗

　　妊娠是胚胎（胎儿）在母体内生长、发育的过程，从成熟卵子受精到胎儿及其附属物从母体排出，包括受精卵形成、受精卵在输卵管内移动到子宫体腔内膜着床和发育，直至最后"瓜熟蒂落"。受精后，卵巢妊娠黄体形成，加之妊娠 10 周左右胎盘发育成熟，分泌了大量雌、孕激素，抑制了下丘脑及垂体分泌促性腺激素，故妊娠后卵巢不排卵，也无月经来潮。受精卵着床后，合体滋养细胞开始分泌 HCG，随着 HCG 水平的升高，部分女性出现妊娠反应。

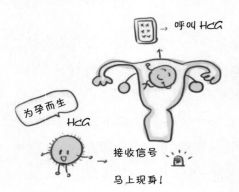

　　但是，除正常妊娠外，一些疾病也会出现停经伴随妊娠反应，需要引起女性朋友的注意。

·假孕

　　假孕，可以理解为想象妊娠，顾名思义就是没有真的怀孕，但是出现了一系列类似妊娠的反应和表现。这种情况常见于结婚多年未能怀孕而求子心切的妇女。假孕可通过测量血 HCG、B 超而确诊。血 HCG 阴性，停经 2 月以上超声检查都没有发现孕囊的，基本可判断为假孕。

·异位妊娠

　　异位妊娠，俗称"宫外孕"，如果女性朋友发现自己停经并伴妊娠试验阳性，还要小心这种情况。异位妊娠占我国怀孕妇女的 3% 左右，是常见的妇科急腹症之一。输卵管妊娠是最常见的异位妊娠，占全部异位妊娠的 95%。异位妊娠

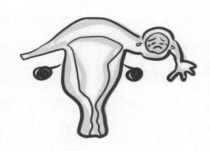

同样会出现停经伴随妊娠反应，因为它也有受精卵的形成。只不过受精卵在形成后，沿着输卵管经过 3 ～ 4 天的"旅行"，没有到达子宫体腔着床和发育，而是在子宫体腔以外的地方"安营扎寨"。

· 自然流产

育龄女性发生一次自然流产（不包含人工流产）的可能性大约是 10%。按照流产时间可以分为早期流产和晚期流产，发生在孕 12 周内的是早期流产，孕 12 周以上但不足 28 周的是晚期流产。自然流产的典型表现包括停经、腹痛及阴道流血。此类妇女，停经 6 周左右若尚未发生流产的，也会伴有妊娠反应。

· 妊娠滋养细胞疾病

妊娠滋养细胞疾病是一组来源于胎盘滋养细胞的增生性疾病，包括葡萄胎、妊娠滋养细胞肿瘤、非肿瘤病变和异常绒毛病变。妊娠滋养细胞肿瘤主要有侵蚀性葡萄胎和绒毛膜癌等。此类患者也可以有停经伴妊娠反应。

> 葡萄胎

又称水泡状胎块，是一种滋养细胞的良性病变。主要表现为停经后反复不规则阴道流血，子宫异常增大、变软，妊娠反应较正常妊娠出现的时间早、程度重且持续时间长。有时葡萄样水泡组织可自行排出，但排出前

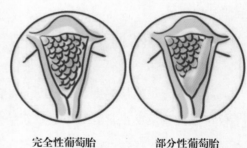

完全性葡萄胎　　　　　　部分性葡萄胎

和排出时常伴有大量流血。也可伴有子痫前期征象、卵巢黄素化囊肿、甲状腺功能亢进等表现。血清 HCG 值明显高于孕周正常值。

> 侵蚀性葡萄胎和绒毛膜癌

两者都属于妊娠滋养细胞肿瘤，都是恶性妊娠滋养细胞病变。侵蚀性葡萄胎全部继发于良性葡萄胎；绒毛膜癌可继发于正常妊娠或流产、足月妊娠、异位妊娠，也可以继发于葡萄胎。两者表现为葡萄胎清除后、流产或足月产后出现持续

不规则阴道流血，子宫复旧不全或不均匀增大，并因肿瘤分泌 HCG 及雌、孕激素的作用而出现停经、妊娠反应、乳房增大等假孕症状。发生转移者，可出现转移部位的相关症状。例如，发生肺转移会出现胸痛、咳嗽、咯血及呼吸困难；阴道转移灶破裂则会引起不规则阴道流血，甚至大出血；脑转移最为凶险，也是患者的主要死因。

出现停经伴妊娠反应时，该怎么办

导致停经伴随妊娠反应的原因有很多，育龄女性出现停经伴随妊娠反应时，切勿盲目乐观，以为自己只是正常妊娠，但也不用太过紧张。为迎接"好孕"，警惕"诈孕"，需要及时到医院就诊，通过辅助检查来进行诊断。

• 妊娠试验

假孕女性妊娠试验为阴性，正常妊娠女性及异位妊娠、自然流产、妊娠滋养细胞疾病患者，血清或尿妊娠试验阳性。

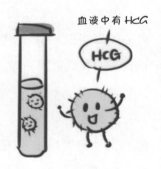

血液中有 HCG

• 超声检查

超声检查是确诊早期正常妊娠的金标准，可在宫腔内见到妊娠囊。超声检查不仅可以确诊早期正常妊娠，也判断是否为异位妊娠，还具备排除胎儿畸形、判断孕龄等作用。异位妊娠的妊娠囊不在子宫体腔内；先兆流产患者的妊娠囊仍然在子宫腔内的，但随着流产的发展，妊娠物逐渐从子宫排出；葡萄胎超声检查可见宫腔内呈"落雪状"或"蜂窝状"，子宫大于正常孕周，无妊娠囊或胎心搏动。

• 血清 HCG

输卵管妊娠患者血清 HCG 的特点是高于正常值，但会低于同期正常妊娠血清 HCG 的水平。自然流产随着病情发展，患者血清 HCG 水平呈动态变化。葡萄胎患者血 HCG 明显高于正常孕周值且持续不降。

· 如何预防"诈孕"的发生 ·

· 宫外孕

宫外孕常因输卵管炎引起。这是因为输卵管炎可使黏膜皱褶粘连、纤毛功能受损，导致受精卵的迁移受阻而在该处着床；还会引起输卵管周围粘连、扭曲，影响输卵管蠕动。通俗来讲，就是受孕的路不通畅，受精卵不能如期到达宫腔。患有妇科炎症的女性应积极治疗，因为阴道炎、宫颈炎等妇科炎症都有可能上行感染到输卵管，造成输卵管炎症。

· 妊娠滋养细胞疾病

妊娠滋养细胞疾病的预防就是做到早发现、早诊断、早治疗。根据妊娠滋养细胞疾病的发病危险因素，我们建议女性朋友从以下几方面进行预防。

> 适当控制孕龄、孕次

根据研究，女性怀孕年龄超过40 岁或小于 20 岁的，妊娠滋养细胞疾病患病率都显著升高；另外，妊娠分娩次数多也会增加患病的风险。因而，计划怀孕的女性最好选择合适的年龄段，并适当控制怀孕生产次数，以预防葡萄胎。

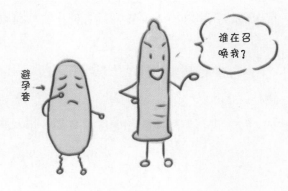

> 保证营养充足，调整饮食

孕期女性最好均衡饮食，多进食富含叶酸的食物，如菠菜、蘑菇、西红柿、猕猴桃、草莓等新鲜的瓜果、蔬菜，以及富含组氨酸的食物，如香蕉、葡萄、肉类、禽类和奶制品，必要时还可以根据检查结果和临床表现在专业人士的指导下进行特定营养素的补充。

> 重视产检，尽早识别和治疗疾病

异常的精子和卵子结合产生异常的孕卵，会导致正常受孕的失败，而滋养细胞却疯狂生长，最终成为葡萄胎。所以，遗传也是重要的危险因素，需要借助遗传筛查技术加以识别，从而及早采取干预措施。

（1）葡萄胎：一经确诊应尽快清除，一般选用吸刮术。通常一次刮宫即可刮干净葡萄胎组织。既往有葡萄胎病史的患者，避孕方法首选避孕套，也可选择口服避孕药。

（2）侵蚀性葡萄胎和绒毛膜癌：采取以化学治疗为主，手术和放射治疗为辅的综合治疗方案。化学治疗药物的发现大大降低了该病的病死率。

> 坚持随访

妊娠滋养细胞疾病患者术后必须坚持随访。

（1）血清 HCG 定量测定：葡萄胎清宫术后，每周随访 1 次，直至连续 3 次血清 HCG 阴性（3 周共 3 次）；之后每个月（含前三周在内）随访 1 次（6 个月共 6 次）；然后每 2 个月 1 次（6 个月共 3 次）。自第一次阴性后，共计随访 1 年。侵蚀性葡萄胎和绒毛膜癌患者术后随访时间更长，一般情况下须随访 5 年，首次随访在出院后 3 个月，之后每 6 个月随访 1 次至第 3 年，此后每年 1 次至第 5 年。

（2）询问病史：月经是否规则，有无阴道异常流血，有无咳嗽、咯血及其他转移灶症状。

（3）进行妇科检查，如盆腔 B 超，以及胸部 X 线或 CT 检查等。

参考文献

［1］ Jonathan Ross, Secondo Guaschino, Marco Cusini, et al. 2017 European guideline for the management of pelvic inflammatory disease ［J］. Int J STD AIDS, 2018, 29(2): 108-114.

［2］ 邓高丕，郜洁，张莹轩，等. 输卵管妊娠中西医结合诊疗指南 ［J］. 中国实用妇科与产科杂志，2021，37（2）：172-180.

［3］ 王丽娟，李睿歆，林仲秋. 2021 FIGO《妊娠滋养细胞疾病诊治指南》解读 ［J］. 中国实用妇科与产科杂志，2022，38（2）：181-185.

［4］ 王丽娟，王东雁，林海雪，等.《2023 NCCN 妊娠滋养细胞肿瘤临床实践指南（第 1 版）》解读 ［J］. 中国实用妇科与产科杂志，2023，39（1）：68-74.

［5］ 王玉东，陆琦. 输卵管妊娠诊治的中国专家共识 ［J］. 中国实用妇科与产科杂志，2019，35（7）：780-787.

［6］ 谢玲玲，林荣春，林仲秋.《2023 NCCN 外阴癌临床实践指南（第 1 版）》解读 ［J］. 中国实用妇科与产科杂志，2023，39（1）：75-80.

［7］ 张欢欢，郭艳巍，张金环，等. 异位妊娠危险因素的 Meta 分析 ［J］. 现代预防医学，2018，45（16）：2933-2940.

［8］ 自然流产诊治中国专家共识编写组，赵爱民. 自然流产诊治中国专家共识（2020 年版）［J］. 中国实用妇科与产科杂志，2020，36（11）：1082-1090.

第3部分

妇科肿瘤术后
常见症状

①

术后伤口感染知多少

　　术后伤口感染在有皮肤切口的手术中比较常见，大多数出现在术后 30 天内，也称为手术部位感染。据不完全统计，手术后发生术后伤口感染的概率为 1% ～ 3%，术后伤口感染约占全部医院感染的 15%，占外科患者医院感染的 35% ～ 40%。一旦发生术后伤口感染，不仅会加大治疗难度、延缓患者的术后康复进程、降低患者的生活质量、增加治疗费用等，甚至还可能会影响患者后续的放射治疗、化学治疗，从而给患者带来较大的临床影响。

什么是术后伤口感染

　　术后伤口感染是病原微生物通过手术伤口侵入机体后，在体内生长、繁殖，致机体的正常功能、代谢、组织结构受到破坏，引起组织损伤性病变的一种病理反应。机体受到病原体侵袭后，会动员各种防御功能以消除病原体及其毒性产物，以恢复机体的相对稳定。病原体侵入机体后是否能引起感染，主要取决于病原体的毒力和机体的免疫力。

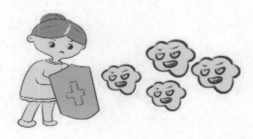

出现术后伤口感染的表现是怎样的

患者出现术后伤口感染的表现主要有以下几方面。

·发热

术后患者出现发热，首先要想到的就是伤口感染的可能。患者通常在术后的3～5天开始出现发热。因伤口感染的严重程度不同，可表现为低热、中度热，甚至高热。

·伤口疼痛

正常情况下术后患者都会感觉到伤口疼痛，但随着术后的恢复，疼痛感会逐渐减轻，部分患者术后伤口持续性疼痛甚至越来越重，则要想到伤口感染的可能。

·伤口红肿

愈合良好的正常伤口，一般不会有明显的红肿。如果伤口出现明显红肿，则应警惕伤口感染的可能。

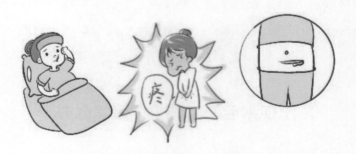

·伤口异常分泌物

愈合良好的伤口通常清洁、干燥，没有脓性或血性分泌物渗出。如果有异常的渗出液，则要注意伤口感染的可能。

· 为什么会出现术后伤口感染 ·

感染是妇科肿瘤手术后的常见并发症。引起术后伤口感染，主要有以下几方面因素。

（1）妇科肿瘤的早期症状不明显，等到临床确诊时往往已经是中晚期，手术切除范围较大。加之术后盆腔结构改变、血管神经损伤等因素，严重降低了机体免疫力，容易继发感染。

（2）妇科肿瘤手术多属于清洁-污染切口，也就是Ⅱ类切口，手术过程中有可能需要切除部分肠管或阴道，容易导致阴道微生稳态被破坏、肠道或阴道内的定植菌扩散至盆腔等，从而继发感染。

（3）还有多种风险因素会导致术后感染的概率增加。这些因素主要可以分为两个方面。

1）患者相关的因素：包括糖尿病、肥胖、贫血、营养不良、免疫抑制、术前放射治疗和（或）化学治疗史等。此外，如果患者术前存在潜在性感染，如细菌性阴道炎等，其术后感染的概率也会明显增加。

2）手术相关的其他因素：手术时间过长，术中失血过多、残留死腔导致血肿形成或液体潴留，则容易引起盆腹腔感染。术后留置腹腔引流管或阴道引流管，可能会导致上行性盆腹腔感染。肠吻合术后吻合口瘘也可能导致盆腹腔感染。盆腔廓清术后由于尿道和肠道改道造瘘，继发盆腹腔感染的概率更高。

· 出现术后伤口感染，该怎么办 ·

如果出现术后伤口感染，需要根据伤口感染的程度进行处理，常见处理方法如下。

· 药物治疗

伤口在感染早期表现为局部红肿、张力增高、皮肤表面温度升高。如果仅出现红肿，内部没有渗液，可以采取清洁消毒，局部敷消炎软膏，同时口服或者静脉使用广谱抗菌药物。

· 切开引流

如果伤口感染进一步发展，其内部出现脓液，局部张力进一步增高，此时最有效的处理办法是切开引流。建议患者不要自行尝试，应到医院就诊，由外科医生评估是否需要切开引流。

如何预防术后伤口感染的发生

为了能够减少术后伤口感染的发生，我们应该做到如下几点。

（1）日常生活中控制好血糖指标。糖尿病及非糖尿病患者围手术期空腹血糖或餐前血糖均应维持在 8 ～ 10 mmol/L，餐后 2 h 血糖或不能进食时的任意时间点血糖应维持在 8 ～ 12 mmol/L。

（2）保持良好心态，减轻焦虑情绪，术前一晚保持充足睡眠。

（3）术前营养状态与围手术期结局密切相关，应保证充足的营养，避免因营养不良导致术后伤口愈合不良。

（4）术前可告知医务人员自己是否存在吸烟、饮酒及贫血等情况。一般情况下，术前 4 周要开始戒烟、戒酒，择期手术的患者要在术前充分识别贫血及其原因，并予以纠正，可静脉或口服铁剂治疗贫血。

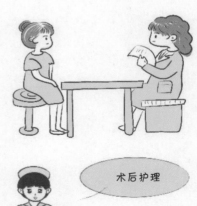

术后护理

（5）术后保持伤口敷料的清洁干燥，不要随意触碰伤口；伤口未恢复前避免洗澡。

（6）伤口处有不适症状，如疼痛、发痒等情况，应及时告知医生、护士，不要抓挠或自行打开伤口敷料。

（7）术后应在专业人员的指导下进行早期活动。这有助于减少呼吸系统并发症、降低深静脉血栓的风险、缩短住院时间，并能促进胃肠蠕动，避免腹胀、恶心、呕吐等症状。

2

术后阴道出血莫惊慌，学会判断很重要

"医生，我下面有出血""医生，我月经不正常""医生，我月经不干净"……作为妇科医生，"阴道出血"是妇科门诊最常见的主诉之一。很多患者对术后阴道出血很是紧张。其实，有些阴道出血是正常的，有些则需要进一步检查明确病因。下面咱们就来细说一下。

什么是阴道出血

阴道出血，指除正常月经以外的生殖系统出血。它是妇科疾病中较常见的症状之一。出血的部位可在阴道、宫颈、宫体和输卵管，但以子宫出血最为常见。

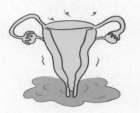

阴道出血的表现形式是怎样的

· 经量增多

月经量增多或经期延长，但月经周期基本正常，多为子宫肌瘤的典型症状，其他如子宫腺肌病、排卵性异常子宫出血、放置宫内节育器等，均可有经量增多。

· 周期不规则的阴道流血

多为无排卵性异常子宫出血，围绝经期（俗称"更年期"）妇女应及时就医，注意排除早期子宫内膜癌。使用性激素（包括含有性激素的保健品）或避孕药，也表现为不规则阴道流血。

- **无任何周期可辨的长期持续阴道流血**

  多为生殖系统恶性肿瘤所致，如子宫内膜癌或宫颈癌。

- **停经后阴道流血**

  发生于生育期妇女的，首先考虑与妊娠相关的疾病，如流产、异位妊娠、葡萄胎等，但上诉疾病也可无明显停经史。发生于围绝经期妇女的，多为无排卵性异常子宫出血，但需首先排除生殖系统恶性肿瘤。

- **阴道流血伴白带增多**

  常见于子宫黏膜下肌瘤伴感染、子宫内膜癌、晚期宫颈癌。

- **接触性出血**

  即于同房后或阴道检查后，立即有鲜血样的出血。需考虑急性宫颈炎、宫颈息肉、宫颈癌或子宫黏膜下肌瘤可能。

- **月经间期出血**

  若发生在下次月经来潮前 14～15 天，历时 3～4 天，且血量少，偶可伴有下腹疼痛和不适，多为排卵期出血。

- **月经前或月经后点滴出血**

  是指月经来潮前数天或来潮后数天，持续极少量阴道褐红色分泌物。可见于排卵性异常子宫出血，或为放置宫内节育器的副作用。此外，子宫内膜异位症亦可能出现类似情况。

- **绝经多年后阴道流血**

若流血量极少，历时 2～3 天即净，多为绝经后子宫内膜脱落引起的出血或萎缩性阴道炎；若流血量较多、持续不净或反复阴道流血，需考虑子宫内膜癌的可能。

- **间歇性阴道排出血性液体**

对于间歇性阴道排出血性液体，需警惕输卵管癌。

- **外伤后阴道流血**

外伤后阴道流血多见于发生骑跨伤后。

为什么术后会出现阴道出血

引起妇科肿瘤患者术后阴道出血的原因主要有以下几个方面。

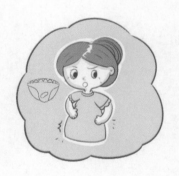

- **术中对癌细胞及部分组织进行切除**

行妇科肿瘤根治术的患者，在术后会出现少量阴道流血的症状，通常出血量较少，且出血可在 1 周内停止，此为正常现象，无须特殊处理。

- **术后感染**

妇科肿瘤手术切口范围广泛，包括腹部切口、子宫切口、阴道切口及术中腹腔引流管切口。这些切口容易继发术后切口感染，出现术后阴道出血的情况。

- **术后创口愈合不良**

可见于因表皮或内脏器官缝合对位不良或术后护理不佳导致的创口愈合不

佳，容易引起术后阴道出血。

•肿瘤复发

妇科肿瘤具有比较高的复发率，如果在术后出现阴道不规则出血的症状，可能是疾病复发造成的，这种情况需要再次进行手术或者放射治疗、化学治疗。

术后出现阴道出血，该怎么办

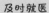

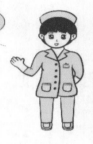

及时就医

妇科肿瘤术后阴道出血是常见的并发症之一。若出血量低于平时月经的最多量，且持续时间在一周之内，则无须就诊。但如果出血量较大（超过平时月经的最多量）或出血时间较长（持续出血超过一周），则需尽快至医院就诊。

3

术后腹痛，一定是伤口感染吗

腹痛是妇科肿瘤术后常见的并发症之一，引起术后腹痛的原因有很多，如伤口疼痛、伤口感染等。术后腹痛首先应该明确病因，然后根据不同的病因而采取相应的缓解措施。

什么是术后腹痛

术后腹痛是指术后由各种原因引起的患者腹腔内、外脏器的功能失常或器质性病变，刺激腹部神经所产生的疼痛，它是一系列防御反应的警戒信号，是妇科腹部手术后患者面临的常见问题。

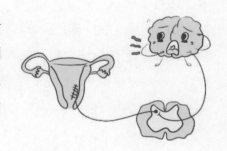

出现术后腹痛的原因有哪些

妇科肿瘤术后腹痛，可能与过度紧张、伤口未恢复、伤口感染、肠管粘连、放射性肠炎、肿瘤复发等因素有关。

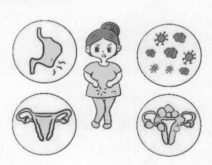

· **过度紧张**

行妇科肿瘤根治术后，患者可能会出现过于紧张的情绪，引起腹部肌肉紧张、痉挛，进而会出现疼痛症状。

· **胃肠不适、消化不良**

妇科肿瘤术后，部分患者在本身身体还没有恢复好的情况下，过早大吃大喝，或者进食过于辛辣、油腻的食物，并因此刺激肠胃而造成腹痛。

· **伤口未恢复**

妇科肿瘤手术多采用全子宫切除术、卵巢切除术等手术方式，创伤较大，术后待麻醉药物代谢出体外后，由于腹部仍存在伤口，会出现伤口疼痛的症状。

· **伤口感染**

在手术后，身体常会呈现免疫力下降的状态。如果患者未注意伤口部位的护理，致病菌会侵袭伤口部位并引起感染，此时除了可能会出现伤口发红、肿胀、疼痛及全身发热等不适症状，还会产生较多的炎性分泌物。这些分泌物容易堆积在盆腔部位，也可以引起腹痛。

· **肠管粘连**

在手术后，由于长时间卧床，可能会使相邻的两段肠管发生粘连，影响肠道的正常蠕动。此时可能会出现腹痛，还会伴随腹胀、停止排便和（或）排气症状。

· **肿瘤复发**

术后病情并未得到控制时，肿瘤可能会复发，继续侵袭盆腹腔部位。这种情况也可能引起疼痛，还会伴随阴道出血、异常排液症状。

引起术后腹痛症状的原因有很多，需要及时到医院妇科、肿瘤科就医检查，才能明确诊断和治疗。

出现术后腹痛，该怎么办

在出现术后腹痛时，需根据产生的原因对症处理。

（1）若是过度紧张引起的腹痛，应注意舒缓紧张情绪，保持心情平和。

（2）若为胃肠不适、消化不良引起的腹痛，需注意饮食规律、饮食要清淡和合理化，可以遵医嘱口服调理肠胃的中药或者促进消化的益生菌。

（3）若为伤口未恢复引起的腹痛，一般属于正常现象。疼痛严重时可以使用布洛芬缓释胶囊等药物缓解。待伤口基本愈合后，疼痛症状也会消失。

（4）若为伤口感染引起的腹痛，应注意使用碘伏溶液消毒伤口，及时进行伤口换药，并且可遵医嘱使用抗生素治疗，如盐酸左氧氟沙星片、甲硝唑片等，存在盆腔积液时，还可能需要通过手术进行引流。

（5）若为肠管粘连引起的腹痛，需及时通过手术解除粘连。

（6）若为肿瘤复发引起的腹痛，应积极复查，并且通过化学治疗、放射治疗等方式控制病情。

该如何预防术后腹痛的发生

预防术后腹痛的发生，我们需要做好以下几点。

• **健康饮食**

需进食低盐、低脂、易消化的饮食，促进肠蠕动。避免进食易产气的食物，如面粉、红薯、山药、土豆、豆类及豆制品等，以免引起腹胀，加重不适感。

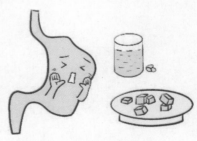

向不健康饮食说"不"

· 早期活动

需在医务人员的指导下，循序渐进地实施早期活动，从床上活动开始，逐渐过渡到下床活动。早期活动既可以避免疼痛，又可以预防深静脉血栓、伤口粘连等并发症的发生。

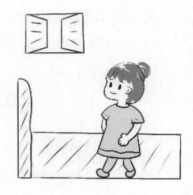

· 保持良好心态

避免紧张、焦虑情绪，以免影响伤口愈合。

· 遵循注意事项，注意定期随访

出院后需定期随访，避免盆浴，术后 1 ～ 3 个月避免同房等。若出现腹痛剧烈、阴道流血等情况，尽早就医。

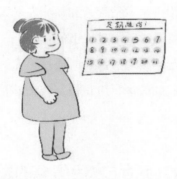

4

了解术后腹胀，帮助"消消气"

腹胀，也就是人们口中的"胀气"，是妇科腹部手术后常见的并发症之一，也是妇科肿瘤术后常见的问题之一，多因肠蠕动减弱、肠腔内积气过多所致。术后腹胀常常表现为不同程度的腹部胀满、腹痛等，甚至有进一步诱发肠梗阻的危险。因此，缓解术后腹胀尤为重要。

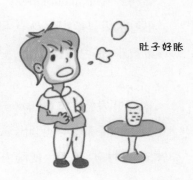

肚子好胀

什么是术后腹胀

术后腹胀是指术后因胃肠蠕动减慢或暂时停止，胃肠内积气，致患者感到腹部胀满、极度不适的一种常见消化系统症状。通常术后腹胀还会伴有呕吐、腹泻、嗳气等。一般在胃肠道恢复蠕动及肛门排气恢复正常后，术后腹胀就可缓解或消失。

术后为什么会出现腹胀

引起术后腹胀的原因有很多，主要包括以下几方面。

· 术前肠道准备不充分
妇科肿瘤手术前一般会进行肠道准备。如果术前肠道清洁不充分，术后由于肠蠕动减弱，则积聚在肠腔内的宿食因腐败产气，就会引起腹胀。

• 术中二氧化碳残留

实施腹腔镜下妇科肿瘤根治术时，二氧化碳会被充入腹部形成人造气腹。有文献提示，术后由于二氧化碳残留，可能会导致腹胀。

• 术后肠蠕动未恢复

妇科肿瘤手术的麻醉会部分影响肠道蠕动，加之一些女性本身由于惧怕疼痛，不愿术后早期床上及下床活动，使肠蠕动恢复减慢，肛门排气时间延缓，也易导致腹胀。

• 术后并发症的影响

妇科肿瘤术后可能会出现营养不良、水电解质紊乱及各种感染等并发症，也会导致肠道蠕动丧失，使肠内容物不能正常向下运行而滞留在肠管中，进而会引起腹胀。

怎么避免或减轻术后腹胀

以下这些方法可以帮助避免或减轻腹胀。

• 早期下床活动

术后早期下床活动可以促进肠蠕动的恢复，预防腹胀的发生，还可以减少肠粘连的发生。一般来说，活动越早，排气越早。通常待患者术后麻醉清醒回到病房时，家属可协助患者在床上被动活动双下肢；4～6小时后可在床上翻身，做一些小范围的肢体活动；术后第1天可进行床边活动，从床边站立到扶床行走再到室内散步，2～3次/天，5～15分钟/次，逐步增加活动的量和时间，以不感到劳累为度，并注意保暖、避免受凉，起床应缓慢，避免体位性低血压。

· 早期进食

若妇科肿瘤根治术不涉及肠管时，待术后麻醉药物作用消失、胃肠道的功能逐步恢复正常时，在病情允许的情况下，早期就可遵医嘱进食少量流质食物如米汤、鱼汤，从而刺激胃酸的分泌，促进肠蠕动的恢复，预防腹胀的发生。但要切记，不要进食牛奶、含糖饮料等食物，以免产气过多，反而引起腹胀。

· 避免吞入气体

麻醉药物作用消失后，很可能会出现伤口疼痛的情况。通常伤口疼痛在术后24小时内最明显，2～3天逐渐缓解。持续剧烈的疼痛会带来痛苦，患者又会因呻吟、抽泣、憋气等动作，被动吞咽气体。这些气体并不会被肠道吸收，而会引起腹胀。所以，疼痛控制和呼吸控制是患者术后的护理重点。

· 腹部按摩

通过按摩腹部，连续刺激周围神经，能帮助解除胃肠道痉挛的状态，促使肠蠕动恢复，帮助促进肛门排气，从而预防腹胀的发生。腹部按摩的方法是：取仰卧位，双腿屈曲，自右下腹开始，沿着肠道的走向，顺时针开始按摩。按摩手法由慢到快、由弱到强，3～4次/天，15～20分钟/次，注意保暖。

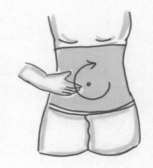

· 保持良好、乐观的心理状态

心情愉悦，可以促进体内多巴胺、5-羟色胺的分泌。两者可以促进胃肠蠕动，调节肠道菌群。因此，心情好，才能肠道好。

⑤

术后排尿困难是道关，该如何顺利度过

妇科肿瘤手术后常出现尿不出、尿不净、尿失禁等排尿困难的现象，让人苦恼。有没有办法解决这个问题呢？当然有，我们一起来看看吧。

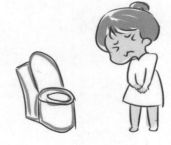

什么是术后排尿困难

术后排尿困难是指手术后排尿时，需增加腹压才能排出尿液，严重时增加腹压也不能将膀胱内的尿排出体外，而形成尿潴留的状态。妇科肿瘤患者行广泛子宫切除后出现排尿困难的主要原因是术中损伤了盆腔自主神经；此外，术中对膀胱的牵拉，以及术后膀胱及输尿管下段失去支撑，导致术后短期内发生膀胱麻痹等亦与术后排尿困难有一定关系。

排尿困难会出现哪些表现

女性排尿困难的表现主要包括排尿费力、尿不尽感、尿潴留等。

· 排尿费力

由于膀胱肌肉收缩无力而导致尿液潴留在膀胱之内，患者会觉得排尿费力，尿线变细、尿流变慢，每次排尿时只能排出少部分尿液，甚至根本无法排出尿液。

·尿不尽感

由于膀胱逼尿肌收缩无力，导致尿液存储于膀胱之内，部分女性会有尿不尽感，始终觉得膀胱内有尿液又不能排干净，或者每次排尿时只能通过向腹部施压，才能从膀胱内排出少量的尿液。这会造成患者反复去厕所，但是每次排尿量都不多的情况。

·尿潴留

如果排尿困难的症状比较严重，可能会出现急性尿潴留，导致膀胱区疼痛或胀痛，甚至会由于尿液向肾脏反流而造成腰痛。

为什么会出现排尿困难

妇科肿瘤术后患者出现排尿困难的原因主要与以下因素有关。

·麻醉因素

常见于全身麻醉及椎管内麻醉后的反应，麻醉药物未完全代谢，膀胱括约肌被麻痹，排尿反射不敏感造成排尿困难。

·手术因素

如会阴手术后，切口疼痛引起尿道括约肌反射性痉挛，从而引起排尿困难。

·药物因素

大剂量使用镇静药、阿片类镇痛药等，可能引起膀胱平滑肌松弛，影响排尿，导致排尿困难。

- 习惯因素

患者不能适应术后排尿姿势和习惯改变。

出现排尿困难，该怎么办

我们已经了解了妇科肿瘤术后出现排尿困难的原因。
那么，出现排尿困难怎么办？莫要惊慌，可按照以下办法
进行处理。

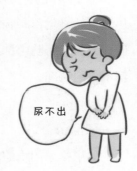

尿不出

- 消除紧张情绪

若出现排尿困难，首先不要惊慌，要树立自行排尿的
信心，并尽可能营造舒适的环境。

- 诱导排尿

放松精神，有尿意时可打开水龙头，听流水声来诱导排尿。

- 盆底肌肉训练

自主、有效的提肛肌训练可增强盆底肌的作用，提升尿道括约肌的功能。

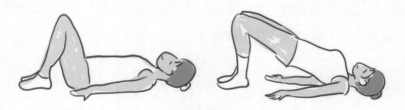

盆底肌肉训练示意

- 物理疗法

热敷法能使腹部、膀胱区域局部血液循环加快，尿道括约肌松弛，并促使膀
胱和尿道消肿，反射性刺激膀胱逼尿肌收缩，以促进排尿。

• 中医疗法

针灸可增加膀胱兴奋性和紧张性，提高膀胱逼尿肌的收缩力。越来越多的妇科肿瘤术后排尿困难患者通过针灸、艾灸、穴位刺激、按摩、热敷、中药方剂等疗法，改善了排尿困难的情况。

• 必要时至医院就诊

必要时，可以遵医嘱留置导尿管和遵医嘱注射新斯的明等药物，促进尿液的排出。

如何预防排尿困难的发生

预防妇科肿瘤患者术后排尿困难的发生，我们需从术前就开始做起。

• 术前

仔细听取医护人员术前进行的膀胱功能训练宣教及指导，如注意放松心情、多喝水、加强术前排尿训练等；养成定时如厕的排尿习惯，如餐前 30 分钟、晨起或睡前等。

• 留置导尿管期间，加强盆底肌肉锻炼

盆底肌肉训练的方法：在不收缩下肢、腹部及臀部肌肉的情况下，自主收缩耻骨、尾骨周围的肌肉（会阴及肛门括约肌）。每次收缩维持 10 秒，重复做 10 次为 1 组，3 组 / 天。

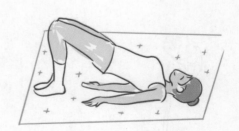

• 拔除尿管后

可采用多种方法促进正常排尿，如听水声诱导排尿，针灸治疗增加膀胱的兴奋性和紧张性，以提高膀胱逼尿肌的收缩力。

6

术后尿频、尿急、尿痛，注意预防尿路感染

手术是目前治疗妇科肿瘤的最为有效的方法，已经广泛地应用于临床。尿路感染是妇科肿瘤术后常见的并发症之一，它的发生不仅增加患者的痛苦和经济负担，也严重威胁患者的身心健康和疾病预后。

什么是尿路感染

尿路感染是由各种细菌、病毒、支原体、衣原体在泌尿系统异常繁殖所致的尿路急性或慢性炎症，一般会表现为尿频、尿急、尿痛等症状。

尿路感染的表现有哪些

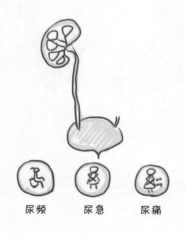

尿频　　尿急　　尿痛

尿路感染的典型症状是膀胱刺激征，即尿频、尿急、尿痛。当出现如下症状时，需要及时就医。

（1）尿频、尿急、尿痛症状比较明显，已经严重影响到生活或者工作。

（2）除了尿频、尿急、尿痛，还伴有腰痛、发热时，需要及时就医。

· 为什么会出现术后尿路感染 ·

引起妇科肿瘤患者术后尿路感染的原因主要有以下几种。

· 年龄

随着妇科肿瘤患者年龄增加，人体的免疫力会随之下降，盆底组织、肌肉也会随时间推移出现松弛无力，均会增加术后尿路感染的风险。

· 留置导尿管的时间

妇科肿瘤术后一般要留置导尿管。留置导尿本身是一种侵入性操作，导尿管的插入容易破坏尿道上皮黏膜，使细菌、病毒等微生物定植；与此同时，留置导尿管使膀胱、尿道的自净功能降低，失去尿液的机械性冲洗，也会使大量细菌定植在外阴、尿道等部位，易诱发尿路感染的发生。

· 手术因素

女性泌尿和生殖器官的解剖位置邻近，因恶性肿瘤浸润、盆腔粘连、手术区域大量出血等原因，即使手术时加倍注意，仍不可能完全避免泌尿系统损伤。

· 合并症

如合并糖尿病的妇科肿瘤患者，当围手术期血糖控制不佳，血糖及尿糖均是细菌的最佳培养基，导致患者容易出现术后切口感染、尿路感染等感染性并发症。

· 出现术后尿路感染，该怎么办 ·

可以通过一般治疗或者是药物治疗来缓解妇科肿瘤术后尿路感染。

· 一般治疗

在病情允许的情况下，鼓励术后患者多饮水，每日摄取水分 1 500 ~ 2 000 ml，以增加尿量，进行生理性膀胱冲洗，起到稀释尿液、清除沉淀物、防止导尿管堵塞的作用，并减少细菌进入尿道的机会，达到控制尿路感染的目的。

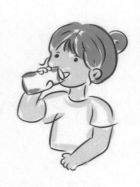

· 药物治疗

如果症状比较严重，也可以在医生的指导下口服抗感染药物进行治疗，如头孢克肟胶囊或者是盐酸左氧氟沙星胶囊，均能够起到消炎、杀菌的效果。

· 病情监测

在恢复期还需做好日常病情监测，如果出现明显的血尿等不适，还需要及时就医。

如何预防术后尿路感染的发生

为了预防术后尿路感染的发生，我们需要做好以下几点。

· 多饮水，勤排尿

每 2 ~ 3 小时排尿一次，并且保证每日尿量在 1 500 ml 以上，是预防尿路感染最简便而有效的措施。

· 缩短留置导尿管时间

妇科肿瘤术后患者在病情允许的情况下，应尽量缩短留置导尿管的时间、减少住院时间。

·术后需保持会阴部清洁

每日定时清洁、消毒，保持尿道口相对无菌。

·鼓励术后患者进行盆底功能训练

可以在平卧位或者站立的状态下进行。以站立位为例，盆底功能训练的方法是：双脚并拢，两个脚跟靠在一起，同时用前脚掌着地、向上提踵，并且同时收缩臀大肌并吸气，之后放松，视为一次锻炼，每次可以进行 10 ～ 15 次。

这一连串的动作能够有效地促进盆底肌肉收缩，增强膀胱括约肌的功能，减少膀胱残余量，防止尿潴留，从而促进膀胱功能恢复，减少二次留置导尿的概率，降低尿路感染的发生。

·饮食指导

妇科肿瘤术后患者饮食宜清淡，多食新鲜蔬菜、瓜果等。忌食葱、蒜、韭菜、胡椒、生姜等辛辣刺激性食物；忌食羊肉、狗肉、兔肉等食物及油腻食物，以减少对尿路的刺激。

·保持良好的生活习惯

避免熬夜，加强个人卫生，指导患者参加一些感兴趣的活动，如听音乐、看小说、和家人聊天等，以分散患者的注意力，减轻焦虑，使其保持愉快的心情。

7

手术做好了，为什么会有血尿

女性患者因生殖器官与尿道、膀胱、输尿管、直肠及阑尾相邻的生理解剖位置关系，以及各类感染等因素，在术后易发生血尿。妇科肿瘤患者行手术治疗时，血尿是常见的术后并发症之一。

什么是血尿

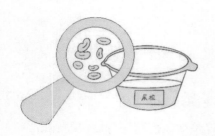

血尿，顾名思义尿里有血，可以分为眼睛能够看见的"肉眼血尿"和眼睛看不出的"镜下血尿"，临床上也可以通过血尿来判断病情的严重程度。肉眼血尿是指 1 000 ml 尿液所含血量超过 1 ml，尿液外观呈红色或洗肉水色。镜下血尿是指尿液外观无异常，新鲜尿离心沉渣检查每高倍镜视野红细胞超过 3 个。

为什么会出现术后血尿

妇科肿瘤患者出现术后血尿的原因主要包括以下几方面。

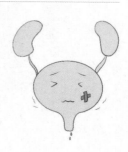

• 留置导尿
妇科肿瘤手术创伤大，术后常规留置导尿管。留置导尿

后出现血尿可能是尿道黏膜损伤、膀胱压力骤降等原因所致。如果导尿管较粗或导尿时操作不规范，会导致尿道黏膜损伤，从而有出血的情况。另外，严重尿潴留时，由于尿液过多，导致膀胱内压力过高，此种情况下若一次排尿过多，膀胱内压力在短时间内急剧下降，会引起膀胱壁血管破裂、出血，从而出现血尿。

· 泌尿系统感染

妇科肿瘤术后患者若未加强会阴护理或本身体质比较虚弱，细菌进入尿道后，可引起尿道、膀胱炎症，出现尿液呈红色的现象。患者可同时伴有尿频、尿急和下腹部疼痛等症状。

· 膀胱损伤

如果在手术过程中出现膀胱损伤，可能引发血管破裂而使尿液呈红色。但是，随着损伤部位的愈合，红色的尿液会逐渐消失。

· 泌尿系结石

妇科肿瘤合并泌尿系统结石的患者，术后由于肾脏或输尿管、膀胱中结石仍然存在，活动后会使局部的黏膜组织出现擦伤而导致出血，引发尿液出现红色。

· 肿瘤转移

妇科肿瘤晚期侵犯泌尿系统时也会出现血尿。

出现术后血尿，该怎么办

发现血尿后最好不要自行处理，应尽快到医院进行详细检查，确定出血的原因及部位，进行病因治疗和对症治疗。相关检查包括尿常规、B超、CT、膀胱镜检查、肾穿刺活组织检查。医生会根据患者的情况给予不同的检查项目。

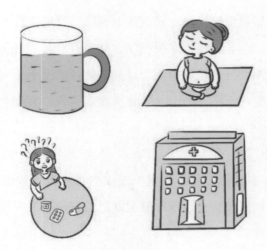

· 若与感染有关

若确认术后血尿与感染因素有关，可参考以下建议。

> 不要盲目服药

只有感染引起的血尿，抗生素才有用。其他如外伤、结石等引起的血尿，服用抗生素并无作用。而且抗生素种类很多，一定要在医生指导下使用。

> 多喝水

出现血尿时，鼓励患者大量饮水，每日引水量需超过 2 000 ml，达到冲刷尿路的目的，有利于预防尿路感染。

> 劳逸结合

避免劳累，多休息，保持平和心态、规律作息，维持健康生活习惯，有助于器官功能的恢复。

· 若与手术有关

如果检查结果提示手术损伤，应根据损伤部位及时处理。

· 若与肿瘤转移有关

如果确诊为肿瘤转移，须根据患者自身肿瘤的临床分期、年龄及全身情况等综合考虑，采用手术、放射治疗、化学治疗等方案及时进行治疗。

· 若合并泌尿系统疾病

如果检查结果提示妇科肿瘤合并泌尿系统疾病时，应听从医生建议，积极完善检查，按照病因给予治疗，包括尽早治疗泌尿系统疾病。

如何预防术后血尿的发生

预防术后血尿的发生，我们需要做到以下几点。

（1）妇科肿瘤患者术前需完善各项检查，若存在泌尿系统结石，可遵医嘱使用药物排石或体外碎石等，以预防术后血尿的发生。

（2）妇科肿瘤术后，患者留置导尿管期间，在病情允许的情况下，可尽量多饮水，每日饮水量达 2 000 ml 以上，预防泌尿系统感染的发生，从而预防血尿的发生。

（3）如果确诊是肿瘤转移，需及时至医院就诊，预防妇科肿瘤侵犯泌尿系统而发生血尿。

⑧

"淋"危不惧——科学防治术后下肢淋巴水肿

淋巴水肿是高致残类疾病。在世界卫生组织对常见病的排位中，淋巴水肿为第 11 位，致残类疾病排位为第 2 位。据估计，全世界淋巴水肿患者人数约为 1.7 亿。我国近年来淋巴水肿的发病率也越来越高。下肢淋巴水肿是妇科肿瘤患者在治疗后发生的一种常见的慢性不可逆转的并发症，具有慢性进展性和难治愈性的特点，严重影响了妇科肿瘤患者的生活质量。据报道，全世界约 2 000 万患者受下肢淋巴水肿影响。妇科肿瘤治疗后，下肢淋巴水肿总发生率约 25%，在某些特殊群体中可高达 70%。因此，有效地预防和处理妇科肿瘤患者治疗后的下肢淋巴水肿问题，具有很重要的临床意义。

什么是淋巴水肿

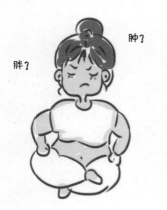

淋巴水肿指因淋巴管或淋巴结损伤，导致淋巴转运能力降低，淋巴循环障碍，淋巴液在组织间隙滞留所引起的包括组织水肿、慢性炎症、组织纤维化及脂肪纤维化等在内的一系列病理改变。淋巴水肿常见于乳腺癌、宫颈癌等妇科肿瘤术后，以及泌尿外科肿瘤和骨科疾病术后等。

为什么会出现术后下肢淋巴水肿

正常生理情况下，组织液、血浆及淋巴液之间维持着动态平衡，以保证机体体液正常分布。血液循环至毛细血管端，部分会渗出至组织细胞间隙，形成组织液，同时多余的渗出液会进入毛细淋巴管形成淋巴液，进入淋巴循环。

而淋巴结切除或清扫术是妇科肿瘤标准手术的重要组成部分，对于肿瘤根治有着重要意义，是明确肿瘤分期和指导后续治疗的重要依据。妇科肿瘤患者淋巴结切除或清扫术后，由于盆腔或腹股沟区淋巴管被切断，没有建立有效的淋巴侧支循环，导致下肢淋巴回流障碍，富含蛋白质及细胞代谢物的淋巴液在组织间隙积聚，即出现下肢淋巴水肿。

同时，辅助放射治疗是妇科肿瘤淋巴结切除术后下肢淋巴水肿比较公认的独立危险因素。辅助放射治疗会导致盆腔淋巴管闭塞，干扰手术损伤的淋巴管愈合，使得放射治疗区域皮肤纤维化、淋巴管萎缩和淋巴侧支循环减少，因此会引发下肢淋巴水肿。且放射治疗次数越多、放射治疗剂量越大，发生下肢淋巴水肿的风险越大。

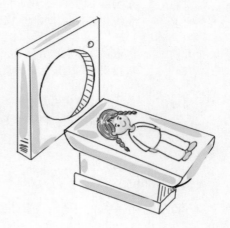

出现术后下肢淋巴水肿，有哪些表现

女性朋友可自觉肢体肿胀，有皮肤紧绷感、患肢沉重感、僵硬、麻木，部分患者存在患肢红肿、灼热、疼痛等感染症状，以及不同程度的关节运动受限。

• 发生时间
妇科肿瘤治疗后下肢淋巴水肿可出现于术后数月至数年不等，大多发生于术后的 3 ～ 6 个月。

· **临床表现**

主要表现为下肢凹陷性水肿及肢体增粗、增大。根据临床表现，下肢淋巴水肿可分为四期，分别为 0 期、Ⅰ 期、Ⅱ 期和Ⅲ期（表 3-1）。

表 3-1 · 淋巴水肿疾病分期

分期	标 准
0 期	可逆的淋巴凹陷性水肿，其特点是用手指按压水肿部位，会出现局部的凹陷，下午或者傍晚最明显，休息后或抬高患肢可全部消退
Ⅰ 期	水肿已不能自行消退，抬高患肢水肿消失不明显，患肢逐渐增粗；由于结缔组织开始增生，水肿区皮肤及皮下组织质地逐渐变硬
Ⅱ 期	肿胀肢体体积增大显著，组织由软变硬，纤维化明显；皮肤发生过度角化、表皮粗糙，生长乳突状瘤
Ⅲ 期	晚期出现肢体异常增粗，皮肤增厚、多疣、角化，有巨大褶皱，皮肤色素增加，粗糙呈大象腿样改变（象皮肿）

· **发生部位**

多发生在一侧的下肢，有时也可出现在双下肢；多起于大腿，延伸至脚部，也有少数水肿起于足踝部，向近心端发展；部分可伴有下腹部、髋部、会阴部水肿。

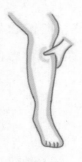

下肢水肿

· 出现术后下肢淋巴水肿，该怎么办 ·

出现术后下肢淋巴水肿，我们需尽快至医院就诊。

· 手法淋巴引流

临床上，下肢淋巴水肿早期可由专科护士或专业按摩师进行手法淋巴引流。首先按摩周围无淋巴水肿的区域，改善淋巴回流。然后按摩水肿肢体，从远心端到近心端进行向心性按摩。每次按摩 45 ～ 60 分钟，每周按摩 5 ～ 7 次，根据严重程度可持续 2 ～ 4 周，按摩时注意动作轻柔。

· 加压疗法

临床上常应用弹力绷带进行环形包扎，由远端向近端，且包扎压力逐渐减小，在包扎前可涂一些润肤液。一般在手法引流后即刻缠绕弹力绷带。弹力袜、梯度压力长裤或非弹性压缩紧身裤也可以替代弹力绷带。

· 皮肤护理

皮肤护理贯穿于淋巴水肿治疗的整个过程。我们需穿柔软、宽松的衣服，减少衣物对皮肤的摩擦；保持患肢皮肤清洁、干燥，沐浴后擦润肤露，沐浴时不要用力擦洗患肢，避免温度变化过大，禁桑拿或热水浴；避免患肢损伤，如割伤、灼伤、昆虫咬伤、抓伤等；出现任何感染症状，如皮肤发红、皮肤温度升高、疼痛、瘙痒、皮疹等，要及时就医，积极抗感染。

· 运动锻炼

运动可以加快淋巴循环，促进水肿的消退。出现下肢淋巴水肿症状时，我们需将患肢抬高，避免久站、久坐，必须久坐时不要跷二郎腿，避免重复性动作，建议间断站立行走；尽量避免患肢剧烈运动，推荐快走、瑜伽及太极等运动项目，但要避免过度疲劳。

如何早期预防术后下肢淋巴水肿的发生

下肢淋巴水肿一旦发生，将会伴随患者终身。迄今为止，并未发现绝对有效的治疗方法。因此，罹患妇科肿瘤的女性朋友在术后要密切关注足踝部、腿部等局部肢体是否出现肿胀等异常。

·提高免疫力

积极提升免疫力，预防感染；如出现红肿、皮温增高、发热、疼痛等任何感染症状，应立即就医。

·避免感染

预防真菌感染，积极治疗下肢或足部的皮肤疾病，减少感染并发症；勤修剪指甲，避免甲沟炎，保持趾间干爽。

·适当锻炼

参考上文的锻炼方法和注意事项，积极适当锻炼。

·避免下肢损伤

避免割伤、灼伤、蚊虫咬伤等创伤。避免在术侧下肢进行针灸、用力按摩等。禁止在有淋巴管破坏的一侧或进行过淋巴管手术的患肢进行输液治疗。避免下肢皮肤接触过冷或过热的刺激，如泡温泉、蒸桑拿或暴露于寒冷的环境中等，泡脚水温控制在 40 ～ 42℃。

·减少皮肤刺激

注意皮肤清洁，使用中性、温和的沐浴产品，避免用力搔抓及擦洗患肢。皮肤干燥时不使用成分复杂的护肤品，以免刺激皮肤。

·穿着舒适

不要佩戴过紧的项链、手表或其他首饰，穿着宽松、柔软的衣服，减少衣物、首饰对皮肤的摩擦，避免穿紧身内衣裤、外衣或过紧的鞋袜。

- **合理使用弹力袜**

坐飞机、长途行走和攀爬时建议穿着弹力袜（裤），远距离飞行时要加用弹力绷带；有静脉曲张或瓣膜功能不全病史者或已经出现淋巴水肿者应长期穿着弹力袜（裤）。

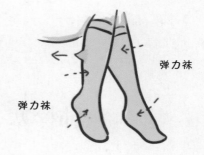

- **密切观察**

观察足踝部、腿部、会阴部、下腹部等部位是否水肿，定期测量腿围，一旦发生异常要立即就医。

9

肺栓塞，术后"催命符"

肺栓塞与心肌梗死、卒中并列为三大致死性心脑血管疾病，其 30 天死亡率高达 9% ～ 11%。在美国，每年有 6 万～ 10 万患者死于肺栓塞。据统计，在总住院死亡率中，高达 15% 归因于肺栓塞。

肺栓塞的临床症状和体征缺乏特异性，起病一般急骤、隐匿，病死率和致残率高，易被误诊。因此，如何及时、准确地识别肺栓塞，就显得尤为重要。

什么是肺栓塞

肺栓塞是由栓子阻塞肺动脉，引起肺循环及右心功能障碍的临床综合征，包括肺血栓栓塞、脂肪栓塞、羊水栓塞、空气栓塞和肿瘤栓塞等。其中以肺血栓栓塞最为常见，发病率高，是临床常见的危重症，特别是在肿瘤及术后患者中尤为常见，也是妇科肿瘤术后常见并发症及围手术期致死的病因之一。

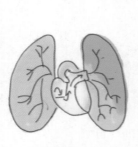

肺栓塞

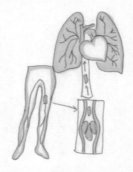

下肢静脉血栓引起肺栓塞

· 妇科肿瘤术后为什么容易出现肺栓塞 ·

引起妇科肿瘤术后肺栓塞的常见原因主要有以下几种。

· 血流缓慢

腹腔镜手术的气腹会造成腹腔压力升高，下肢静脉血液回流减慢，这是血栓形成的重要因素之一。

· 血管壁损伤

手术过程可能触发血管壁的损伤。血管壁损伤后，会启动自身凝血机制，易形成纤维蛋白血栓。

· 血液高凝状态

高凝状态即血液黏稠，是恶性肿瘤细胞及其产物与宿主细胞相互作用的结果，会引起机体防御性血栓形成的功能减低。

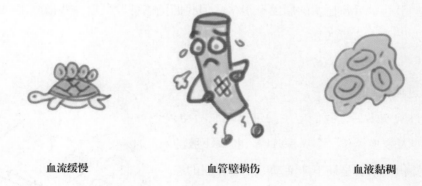

| 血流缓慢 | 血管壁损伤 | 血液黏稠 |

· 其他

妇科肿瘤患者多为中老年人，基础疾病较多，且基础代谢率低，肥胖和超重患者数较多。而高龄、肥胖等均是血栓形成的高危因素。

出现肺栓塞之后，会有哪些不适

肺栓塞的常见症状为突发呼吸困难、气促、胸痛、咯血、晕厥、不明原因的心动过速或心力衰竭、低氧血症。肺栓塞典型三联征为胸痛、咯血和呼吸困难，如果以上三个症状同时出现，大家一定要引起重视。

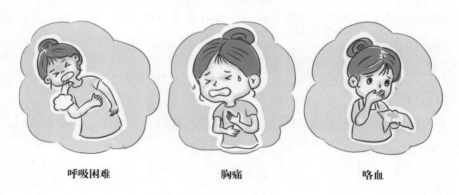

呼吸困难　　　　　　　　胸痛　　　　　　　　咯血

如何预防术后肺栓塞的发生

虽然引起术后肺栓塞的原因有很多，但我们仍然可以采取一些措施来预防肺栓塞的发生。

·促进血液回流

妇科肿瘤术后，我们应主动进行四肢活动，经常翻身及变换体位，多做深呼吸、抬高下肢的活动，并积极术后早期下床活动。年老体弱的患者应定时按摩四肢肌肉，并进行双下肢屈伸运动，以利于血液循环。对存在静脉血栓栓塞风险的患者，需遵医嘱选择使用间歇性充气压力泵或梯度加压弹力袜，以减轻下肢血液淤积的情况。

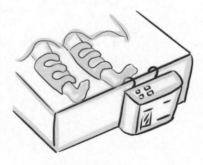

间歇性充气压力泵

- **避免血管内膜的损伤**

  补液时，避免穿刺下肢静脉、减少同一静脉多次穿刺等。

- **合理膳食**

  平时选择低盐、低脂饮食。低脂、新鲜蔬菜和水果均含有丰富的吡嗪，有利于稀释血液，促进血液循环，改变血液黏稠度。同时保证每日饮水量 > 1 500 ml，以保证足够的液体量，防止血液浓缩。

- **药物预防**

  目前已证实，对高危手术患者应用低分子肝素可明显降低其静脉血栓并发症的发生率，同时不增加术中出血倾向。常用的药物有口服抗凝剂、抗血小板药物、低剂量普通肝素、低分子肝素等。

10

术后下肢静脉血栓不少见，如何防治有讲究

下肢深静脉血栓（deep venous thrombosis，DVT）是妇科肿瘤手术后常见的并发症之一。据报道，经腹子宫切除术后血栓发生率为 12% ～ 15%，恶性肿瘤根治术后的发生率为 12% ～ 33%。下肢深静脉血栓的临床表现比较隐匿，患者多无明显的不适感觉，因此漏诊率较高。近年来，妇科肿瘤术后下肢深静脉血栓及因此继发的肺栓塞发生率明显升高，对应的病死率也相应升高。

什么是下肢深静脉血栓

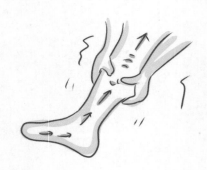

下肢静脉血栓是血液在静脉内不正常地凝结并阻塞管腔，导致静脉血液回流障碍。下肢静脉血栓是常见的周围血管疾病，由其导致的静脉瓣膜功能不全及并发的肺栓塞是临床猝死的常见原因之一。

发生术后下肢深静脉血栓的原因有哪些

血流缓慢、血管壁损伤、高凝状态是血栓形成的 3 大要素。妇科肿瘤患者术后出现下肢深静脉血栓的原因主要有以下几方面。

- **解剖因素**

女性盆腔静脉密集，相互吻合成丛且血容量大，同时静脉管壁薄而无静脉瓣，筋膜外鞘缺乏有力的支持组织，导致盆腔血流缓慢。

- **疾病自身因素**

恶性肿瘤患者多伴有凝血机制异常，肿瘤分泌的某些促凝物质可使机体处于高凝状态，促使血栓形成。妇科肿瘤患者多为中老年女性，且常合并血液黏稠度高、高血压、高血脂、高血糖、肥胖等下肢深静脉血栓高危因素，加上术前禁食、肠道准备等，使血液进一步浓缩而增加了血栓形成的机会。

- **长时间卧床**

因麻醉、手术、术后恢复及疼痛等，患者需卧床休息。长时间卧床，一方面会引起下肢血液循环减慢，血液淤滞于静脉内，血管内有大量细胞聚集，在移向内皮细胞和基底膜之间的过程中会造成内皮损伤，激活凝血过程，可引发血栓形成。另一方面，上述过程可引起血小板反应性改变，激活凝血过程，诱发血栓形成。

- **使用止血药及输入库存血**

术后应用止血药可使血液黏度改变，导致血液凝固性增高。术前或术中若输入库存血，因库存血中颗粒、细胞碎片较多，黏稠度高而促进了血栓的形成。在输液过程中，若输液过快，会造成循环血量超过回流的负荷，使静脉回流减慢，若伴随静脉瓣膜异常，更易引起下肢深静脉血栓。

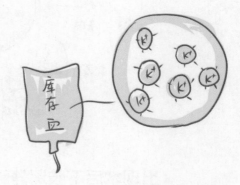

- **高龄**

大量临床数据统计表明，高龄是下肢深静脉血栓的独立危险因子，且随年龄增高，下肢深静脉血栓发生率增加。

· **其他因素**

口服避孕药可增加下肢深静脉血栓的发病率，尤其是含屈螺酮或环丙孕酮类避孕药，相比第二代避孕药的风险更大。

出现术后下肢深静脉血栓，有哪些临床表现

下肢深静脉血栓病变主要累及下肢浅表静脉或下肢深静脉，常表现为下肢水肿、触痛、红斑、发热（体温 ≥ 38℃）、感觉和活动障碍等，皮肤颜色变化可有苍白、青紫等，浅静脉怒张，皮肤温度低，足背动脉搏动减弱或消失，部分患者能感到体表有压痛的条索状物，常继发脱屑、瘙痒、色素沉着、湿疹及溃疡形成等。

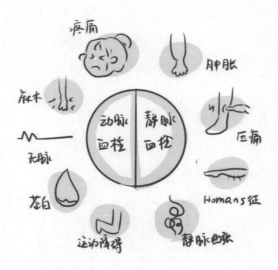

出现术后下肢深静脉血栓，我们该怎么办？

下肢深静脉血栓是妇科肿瘤术后常见的并发症之一，一旦出现，需要注意以下几点。

· 生活方式

进食低脂、高纤维素食。保持大便通畅，避免因腹内压升高而影响下肢血液回流导致血栓形成。注意戒烟，防止烟草中的尼古丁等刺激引起血管收缩。

· 腿部抬高和卧床休息

可缓解伴有急性腿部肿胀的深静脉血栓引起的疼痛。

· 随时关注患肢情况

要随时关注患肢有无皮色苍白、皮肤温度减低、足背动脉搏动减弱、麻木、疼痛等情况。每天测量患肢周径，于髌骨下缘 10 cm、髌骨上缘 15 cm 处进行测量，并做好记录。及时遵医嘱复查下肢深静脉 B 超及 D-二聚体项目。若出现憋气、咳嗽、胸闷、咯血、胸痛及呼吸困难等肺栓塞的症状时，应立即就医。

· 使用抗凝血药物

用药期间，遵医嘱定期复查下肢深静脉 B 超并监测凝血酶原时间、血常规等指标，观察有无牙龈出血、鼻出血、手术切口出血、泌尿系统和消化道出血及注射部位出血等，如有异常，应立即就医。

如何预防妇科肿瘤患者术后下肢深静脉血栓的发生

预防妇科肿瘤术后下肢深静脉血栓的方法主要包括三大类。

· 基础预防

虽然妇科肿瘤手术创伤较大，但患者及家属应该摒弃"手术后元气大伤，不应活动，只能卧床"的错误认识。手术后，患者未清醒前即可抬高其下肢，协助患者进行肢体被动运动（由远心端向近心端按摩）；患者清醒后，可进行主动踝泵运动，每日 3～4 次；在病情允许的情况下，早期下床活动，以促进下肢血液循环。保持低脂饮食，适当增加饮水量。同时，积极控制血压、血糖对于预防血栓形成也是非常有意义的。

• 机械性预防

> 间歇充气加压装置

妇科肿瘤手术当天至术后 2 ～ 3 天，可遵医嘱使用间歇充气加压装置（血栓泵）行双下肢充气压力治疗，以促进下肢静脉回流，减少静脉血液淤滞。

> 医用弹力袜

需根据患者的年龄、手术时间，遵医嘱选择适合的弹力袜。弹力袜的大小需合乎个人腿部周径，选择时要准确测量。

患者高龄、体弱、行动不便，或者有静脉曲张或高血脂、高血压等 DVT 高危因素时，可于麻醉前穿好弹力袜，并保证弹力袜平整无皱褶；已能起床的患者，可先卧床抬高患肢 10 分钟后再穿。穿弹力袜期间，需查看皮肤有无肿胀，每天需脱下弹力袜进行清洁，同时穿弹力袜期间仍需进行肢体活动，并去除发病因素。

• 药物预防

由于下肢深静脉血栓主要发生在术后 24 小时内，同时考虑到术后抗凝药物可能导致出血问题，因此，药物预防性抗凝常于术后 6 ～ 12 小时开始使用。妇科肿瘤术后的药物预防性抗凝一般持续 4 周，之后由医生根据下肢 B 超结果及凝血指标来判断是否继续用药或调整药物剂量。

术后肠粘连—— 一些术后腹痛的元凶

肠粘连是妇科肿瘤术后常见并发症之一，其主要危害是会引起粘连性肠梗阻，从而引起腹痛。尽管近年来预防术后肠粘连的方法很多，其发生率也有一定的下降，然而目前术后肠粘连仍有较高的发病率。据统计，腹腔手术后肠粘连的发生率为 63% ～ 97%。

什么是肠粘连

肠粘连是指由于各种原因引起的肠管与肠管之间、肠管与腹膜之间、肠管与腹腔内脏器之间发生的不正常黏附，是腹部手术后经常出现的一种并发症。妇科肿瘤手术患者，无论是行腹腔镜微创手术，还是传统的开腹手术，都会发生腹腔内肠粘连。术后肠粘连的发生并没有特定的时间，可发生于术后 1 周左右，并可伴随患者终身。

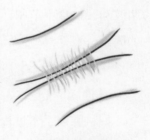

怎么粘在一起了

出现术后肠粘连的原因有哪些

妇科肿瘤术后肠粘连的原因，可能是肠管暴露时间过长、术后渗血、腹腔内有残留物、没有及时下床活动、炎症反应等，通常要根据具体情况进行分析。

·肠管暴露时间过长

做妇科肿瘤手术时，如果肠管部位暴露时间过长，可能会导致局部组织被感染，从而引起肠管粘连。

·术后渗血

如果在做妇科肿瘤手术的时候止血不彻底，则可能会导致术后渗血，从而引发局部组织粘连。

·腹腔内有残留物

如果在做妇科肿瘤手术时腹腔内有残留物，如有纱布或残留组织等，由于异物的存在可能会刺激局部黏膜，继而导致术后肠粘连。

·未及时早期下床活动

妇科肿瘤手术的时间较长，做完手术后，如果长时间卧床休息，没有尽早下床活动，可能会导致肠蠕动变慢，从而易引发肠管粘连或与腹壁发生粘连。而情绪波动、饮食不节制、寒冷、刺激、剧烈体位变化则是肠粘连加重甚至引发梗阻的因素。

·其他

妇科肿瘤手术过程中若损伤腹膜，则易触发身体的炎症反应，在组织修复的过程中产生粘连。

出现术后肠粘连，有哪些表现

妇科肿瘤患者术后肠粘连的症状可因粘连程度和部位不同而有所不同。轻者可无任何症状，或偶尔在进食后出现轻度腹痛、腹胀；重者则营养状况较差，粘连处腹部有轻压痛，可经常伴有腹痛、腹胀、排气不畅、嗳气、大便干燥，严重者甚至会有不完全梗阻的表现。

· 如何预防术后肠粘连的发生 ·

以下几个小妙招可更好地帮助预防妇科肿瘤术后的肠粘连。

· 适当运动

肠粘连重在预防，手术后可在医生的许可下尽早起床活动，简单进行小运动。

> 术后近期

（1）经常进行有效的呼吸运动（如深呼吸或者练习吹气球）。

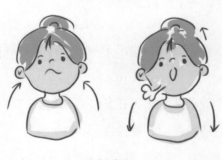
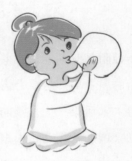

深呼吸   吹气球

（2）双手掌面轻柔按压腹部，以带动腹腔脏器，顺时针方向揉搓以促进肠蠕动，每天进行2次或以上。

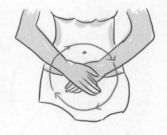

> 术后远期

适当进行仰卧起坐、屏气、游泳等运动，强化腹肌，从而预防粘连、改善消化功能。

· 注意饮食起居

（1）饮食宜少食多餐，细嚼慢咽，每餐不宜过饱。慎吃生冷瓜果，减少淀粉类食品，不宜进食高蛋白质、高脂肪、长纤维食品。烹调时要使食物充分熟透。

饭后最好卧床休息 20 ～ 30 分钟。

（2）长纤维的蔬菜，如韭菜、芹菜等，其食物团块可阻塞在粘连部位的肠管而导致肠梗阻。可多食萝卜、冬瓜、山药和红薯等短纤维的食品。

（3）不宜过度疲劳，腹部不要受凉。注意保暖。生活要有规律，要有充足的睡眠和良好的心态，以保持肠道正常蠕动，减少不协调运动。

• 保证肠道通畅

每日至少解便一次，最好两次，这有利于肠内容物的排出。一旦两天以上未解便，应及时使用开塞露等措施来解决。

对于术后肠粘连，需要注意些什么

肠梗阻是肠粘连最主要的并发症，做完妇科肿瘤手术的患者（包括肠粘连松解术后的患者）一定要警惕。

（1）术后第一周是预防肠粘连发生的最佳时间，在条件许可时，应尽可能下床活动来增加肠蠕动，根据肠功能恢复情况逐步开放饮食。

（2）出院后，如果在进食后出现轻微的腹痛、腹胀，或者术后经常伴有腹痛、腹胀、排气不畅、嗳气、大便干燥、感觉腹内有气乱窜等症状，最好及时到医院复查，早诊断、早治疗。肠粘连是可以缓解甚至治愈的。对不伴有肠梗阻的肠粘连患者，一般不必进行手术治疗。

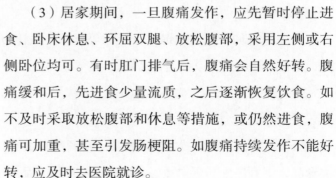

（3）居家期间，一旦腹痛发作，应先暂时停止进食、卧床休息、环屈双腿、放松腹部，采用左侧或右侧卧位均可。有时肛门排气后，腹痛会自然好转。腹痛缓和后，先进食少量流质，之后逐渐恢复饮食。如不及时采取放松腹部和休息等措施，或仍然进食，腹痛可加重，甚至引发肠梗阻。如腹痛持续发作不能好转，应及时去医院就诊。

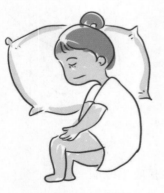

可以采取环屈双腿的动作

12

术后排气排便困难，小心肠梗阻

肠梗阻是腹部手术常见的术后并发症，临床表现为腹部手术后出现典型肠道梗阻症状，如腹痛、腹胀、恶心、呕吐、停止排气和（或）排便、不能耐受固体食物等，严重的可导致患者死亡。妇科肿瘤手术范围较大，常涉及盆腹腔的多部位多脏器组织；肿瘤常常侵犯肠道，造成盆腹腔手术创面广泛，而盆腔小肠段又相对游离，因此更应重视并积极防治术后肠梗阻的发生。

不通？
肠梗阻了！

何为肠梗阻

肠梗阻是指各种原因引起的肠道内容物不能正常运行并顺利通过肠道，是外科常见疾病，其临床表现复杂多变。肠梗阻不但可引起肠管本身解剖和功能上的改变，还可导致全身的生理紊乱，严重时可危及生命。肠梗阻可有多种分类方式。

· 按病因分类

> 机械性肠梗阻

临床上最常见，是由于肠内、肠壁和肠外各种不同的机械性因素引起的肠内容通过障碍。

> 动力性肠梗阻

是由于肠壁肌肉运动功能失调所致，并无肠腔狭窄。又可分为麻痹性和痉挛性两种。前者是因交感神经反射性兴奋或毒素刺激肠管而使其失去蠕动能力，以致肠内容物不能运行；后者系肠管副交感神经过度兴奋，肠壁肌肉过度收缩所致。有时麻痹性和痉挛性肠梗阻可在同一患者的不同肠段中同时存在，称为混合型动力性肠梗阻。

> 血运性肠梗阻

是由于肠系膜血管内血栓形成，血管栓塞而引起肠管血液循环障碍，导致肠蠕动功能丧失，肠内容物停止运行。

• 按肠壁血循环分类

> 单纯性肠梗阻

肠梗阻存在而无肠管血循环障碍。

> 绞窄性肠梗阻

肠梗阻存在的同时发生肠壁血循环障碍，甚至肠管缺血坏死。

• 按肠梗阻程度分类

分为完全性肠梗阻和不完全性（或部分性）肠梗阻。

• 按梗阻部位分类

分为高位小肠梗阻、低位小肠梗阻和结肠梗阻。

• 按发病的轻重缓急分类

分为急性肠梗阻和慢性肠梗阻。

• 闭襻型肠梗阻

闭襻型肠梗阻是一种比较特殊的肠梗阻，指一段肠襻两端均受压且不通畅者。此种类型的肠梗阻最容易发生肠壁坏死和穿孔。

肠梗阻的分类是从不同角度出发来考虑的，但并不是绝对孤立的。如肠梗阻可既是机械性、完全性的，也是绞窄性、闭襻型的。不同类型的肠梗阻在一定的条件下可以转化。例如，单纯性肠梗阻治疗不及时，可发展为绞窄性肠梗阻；机械性肠梗阻近端肠管扩张，最后也可发展为麻痹性肠梗阻；不完全性肠梗阻由于炎症、水肿或治疗不及时，也可发展成完全性肠梗阻。

发生术后肠梗阻的原因有哪些

对于妇科肿瘤术后肠梗阻的病因，仍未有明确结论，目前认为，支配胃肠道运动功能的神经反射受到抑制是发生术后肠梗阻的关键机制。其病因可能包括以下几方面。

· 麻醉方式和止痛药物

妇科肿瘤手术应用全身吸入性麻醉，以及术后应用镇痛泵（阿片类受体止痛药，如吗啡），可明显抑制胃肠道蠕动。全身麻醉时间过长或术后频繁使用止痛药，则更容易发生术后肠梗阻。

· 手术创伤导致炎性介质释放

手术创伤可激活肠道肌层的免疫细胞系统，使其释放大量炎性因子，肠壁渗透性增加，肠腔内细菌及其产物出现肠道外移位的现象，进一步加重腹腔炎症反应。同时，上述过程可激活抑制性肾上腺素能神经通路，从而抑制胃肠道神经肌肉的功能，最终导致肠梗阻的发生。

· 其他因素

如妇科肿瘤根治手术中肠道损伤的程度和范围、手术时间、手术失血量等，都可能影响术后肠梗阻的发生。

出现术后肠梗阻，会有哪些表现

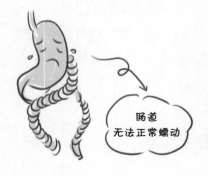

肠道
无法正常蠕动

妇科肿瘤术后出现肠道梗阻，患者的典型症状包括腹痛、腹胀、恶心、呕吐、停止排气和（或）排便、不能耐受固体食物等，严重者可导致死亡。而不同类型的肠梗阻，患者症状也稍有不同。

· 炎性肠梗阻

患者术后肠功能已得到恢复，但在少量排气、排便后，进食即会出现典型的腹胀、腹痛及肠鸣音减弱的症状。

· 麻痹性肠梗阻

因电解质紊乱及感染导致肠道蠕动功能障碍，肠内容物无法顺利通过正常肠腔，主要表现为腹胀，并伴有呕吐，可出现腹膜炎的临床体征，X线检查可见肠道扩张积气。

· 绞窄性肠梗阻表现

（1）腹痛为持续性剧烈疼痛，频繁阵发性加剧，无完全休止间歇，呕吐不能使腹痛、腹胀缓解。

（2）呕吐出现早而且较频繁。

（3）早期即出现全身性变化，如脉率加快、体温升高、白细胞计数增高，或早期即有休克倾向。

（4）连续观察可发现体温升高、脉搏加快、血压下降、意识障碍等感染性休克表现，肠鸣音从亢进转为减弱。

（5）呕吐物为血性，或肛门排出血性液体。

· 出现术后肠梗阻，该怎么办 ·

　　妇科肿瘤术后出现肠梗阻的症状时，首先就要禁食、禁水，进行胃肠减压。

　　其次，禁食期间为保证足够的水分，以及摄入必需的钾、钠、氯等电解质和足够的营养，需经静脉补充电解质及营养制剂。待肠蠕动恢复，肛门开始排气后，可先进流质、半流质饮食，比如米汤、菜汤、粥、面片等，待身体恢复后可正常进食。饮食以清淡、易消化、促排便的食物为主，少食多餐，避免暴饮暴食，避免摄入过多油腻、有黏性、不易消化、辛辣刺激性食物。

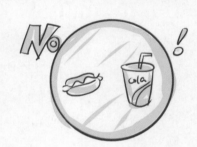

· 如何早期预防术后肠梗阻的发生 ·

　　早期预防妇科肿瘤患者术后肠梗阻的措施主要有以下几条。

· 运动
　　要求妇科肿瘤手术患者尽量在术后早翻身、早活动、早下床。

· 饮食
　　鼓励无肠道手术者在麻醉清醒后的6～8小时早进流质饮食，循序渐进地从流质过渡到软食。少食辛辣、刺激性食物，宜进食高蛋白质、高维生素、易消化吸收的食物，避免暴饮暴食和饭后立即剧烈运动。

· 自我监测
　　关注腹痛、腹胀及肛门排气、排便情况。术后若出现腹痛、腹胀、呕吐、停止排便等情况，应及时就诊。

13

术后腹腔积液会自行吸收吗

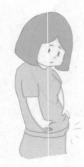

小肚腩

　　腹腔积液是妇科肿瘤患者晚期常见的并发症之一，也是妇科肿瘤根治术后常见的并发症之一，常引起消化、呼吸和循环障碍，严重影响患者的生活质量。

什么是腹腔积液

　　腹腔积液，通常称为"腹水"。过多的液体在组织间隙或体腔内积聚，称为水肿；如果水肿发生于体腔内，则称之为积液。若积液发生于腹腔，则称为腹腔积液。正常情况下，人体腹腔内有少量液体（一般少于 200 ml），对肠道蠕动起润滑作用。任何病因导致腹腔内液体量增加，超过 200 ml 时，即为腹腔积液。

为什么会出现术后腹腔积液

　　妇科肿瘤根治术手术范围较大，术后腹腔积液可能与手术方式、炎症反应、营养不良、肾病综合征等因素有关。

· 手术方式

目前妇科肿瘤根治术首选在腹腔镜下进行。手术过程中，由于术中出血会影响手术视野，当手术视野暴露不充分时，医生的操作和判断会受影响，因此常需用生理盐水冲洗手术区域以暴露手术视野，方便医生操作。冲洗后会用吸引器将冲洗的生理盐水和血液抽掉，在手术结束时也会用干净的无菌纱布吸取生理盐水，然而尽管这样，仍然不能完全将生理盐水吸净，因而患者会有少许腹腔积液。

·炎症反应

妇科肿瘤根治术由于手术创面大，易出现创面组织的炎症反应，表现为炎症细胞聚积、组织肿胀明显，从而引起浆液性液体渗出。因此，妇科肿瘤术后常留置腹腔引流管，以期达到排出积液的目的。若术后引流不畅，渗出液积聚在腹腔，会引起腹腔感染，造成腹腔内脏器的渗液，从而进一步加剧腹腔积液。

·营养不良

妇科肿瘤患者术后常伴有营养不良的风险，此时机体对蛋白质的需求较高，若不及时补充蛋白质，可引起低蛋白血症。低蛋白血症时，血浆胶体渗透压力较低，导致液体渗透到腹腔中，进而引起腹腔积液。

·肾病综合征

若合并肾病综合征，可能会有肾脏代谢功能异常，导致人体内白蛋白通过肾脏大量排出，从而导致血浆胶体渗透压降低，出现手术后腹腔积液的情况。

·出现术后腹腔积液，有哪些表现·

妇科肿瘤术后，少量的腹腔积液一般不引起症状，但大量腹腔积液不仅会引起腹压升高，还伴有腹痛、腹胀、发热、恶心、呕吐、食欲不振等症状，严重影响患者的身心健康，因此不能忽视。

- **腹痛、腹胀**

当腹腔内积液过多或者是炎性积液、脓性积液时，会引起腹部疼痛。有时为腹部隐痛、胀痛，有时则是难以忍受的疼痛。

- **发热**

如果为感染性腹腔积液时，可以出现体温升高，甚至有寒战、高热的表现。

- **其他**

当积液量过多时，会导致肠麻痹。患者会出现恶心、呕吐、排气及排便差等其他胃肠道症状，甚至难以排气、排便。部分患者可以出现里急后重、排便不尽的感觉，还有部分患者会出现腹部明显的膨隆。

出现术后腹腔积液，我们该怎么办？

发现腹腔积液后，需要尽早去医院完善相关检查，给予相应的治疗。妇科肿瘤患者术后腹腔有积液的处理方式，与腹腔积液形成的原因和量有关。若腹腔积液量少，可以等待自行吸收；若积液量较多或不能自行吸收，一般可以采取药物治疗、引流治疗、手术改善等方法，具体需要根据手术后腹腔积液的情况，选择合适的处理方法。

- **药物治疗**

术后腹腔有积液，但积液量较少，可能是在手术后出现的炎性渗出，可以遵医嘱使用抗生素类药物进行消炎治疗，比如阿莫西林、头孢拉定等。也可能是低蛋白血症引起的，此时可以多摄入优质蛋白质，如鸡蛋、猪肉等，或遵医嘱输注人血白蛋白，以增加体内的白蛋白含量，缓解腹腔积液。

· 引流治疗·

术后腹腔有积液，且积液量比较多的，一般需要通过体外引流将积液排出。患者需要留置腹腔引流管，或直接通过穿刺抽吸，将腹腔内积液抽取出来。引流治疗后，腹腔内积液量会适当减少，而少量积液可能会被机体自行吸收。

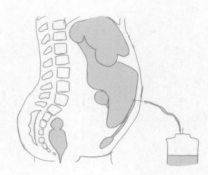

· 手术治疗·

如果术后腹腔内积液明确和妇科肿瘤手术有关，则在治疗时需要进行对因处理。例如，做完吻合手术后，若不慎出现了吻合口瘘，可能导致腹腔积液。此时需要通过二次手术，对吻合口进行修复改善，再辅以药物或引流治疗来减少积液。

如何预防妇科肿瘤患者术后发生腹腔积液 ·

如何预防妇科肿瘤患者手术以后出现腹腔积液，主要依患者的具体情况而定。

（1）如果患者确诊为低蛋白血症，确实容易引发大量的腹腔积液形成，可以多摄入优质蛋白质，如鸡蛋、猪肉等，或遵医嘱输注人血白蛋白。

（2）如果患者术后肿瘤复发，伴腹腔转移、腹膜转移等情况，可在医生诊疗后遵医嘱选择腹腔热灌注治疗，以抑制肿瘤生长，从而预防大量腹腔积液的产生。

（3）如果患者术后引流管引流不畅，易引起腹腔感染，产生大量的腹腔积液。因此，妇科肿瘤根治术留置腹腔引流管期间，需避免引流管受压、扭曲或阻塞，保持引流管的通畅。

14

术后盆腔积液的"来世今生"

盆腔积液不是一种疾病,而是妇科或内科疾病的一种表现,分为生理性盆腔积液及病理性盆腔积液。生理性盆腔积液一般不需要治疗,而病理性盆腔积液常由炎症、肿瘤、宫外孕等所致,需针对病因展开治疗。

什么是盆腔积液

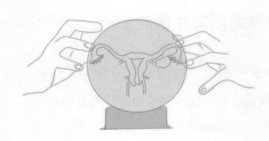

当身体其他部位的液体渗入或流入盆腔,或各种原因导致盆腔内液体渗出或出血,卧位时液体可积聚在盆腔的最低处(即直肠子宫陷凹),超声检查可观察到液性暗区,即为盆腔积液。

术后出现盆腔积液,有哪些常见表现

妇科肿瘤患者手术后出现盆腔积液,主要有以下几点表现。

• **下腹部坠胀,下腹、腰骶部疼痛**

这三种是盆腔积液比较常见的症状,可能发生在一侧,也有可能发生在双侧。这类症状通常在劳累、性交后及月经前后更加严重,随着休息及月经结束,症状就会有所减轻。

• 全身症状

当盆腔积液越来越多，而未及时进行治疗时，可能会导致机体免疫力下降，出现高热、乏力等不适症状，严重时可能会导致神经衰弱，引起焦虑、抑郁、失眠等情况。

• 月经紊乱

当盆腔积液引起盆腔部位静脉血液回流不畅而出现盆腔淤血时，患者可出现月经增多的症状。若卵巢受到影响，导致功能损害时，会出现痛经且月经量增多的情况。

• 不孕

如果盆腔积液量较大、持续时间较长，可能会对盆腔内的器官产生压迫，导致盆腔脏器肿胀而形成盆腔肿块。盆腔肿块的形成易引发输卵管堵塞，影响精子与卵子的结合，引起女性朋友的不孕。

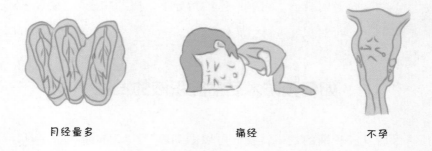

月经量多   痛经   不孕

为什么术后会出现盆腔积液

盆腔积液是妇科肿瘤术后常见的并发症之一，引起术后盆腔积液的原因主要有以下几点。

- **术后感染**

术后感染是盆腔积液最常见的原因之一。感染会引起炎症反应，导致局部液体渗出，形成盆腔积液。

- **手术创伤**

手术会对盆腔内器官或血管造成损伤，导致盆腔内出血或液体渗出，形成盆腔积液。严重时，可能会引起失血性休克等情况。

- **内部器官破裂**

盆腔内子宫、卵巢、输卵管等器官破裂，也可能导致盆腔积液。

术后出现盆腔积液，该怎么办

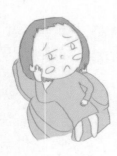

通过 B 超观察到盆腔积液时，如果积液的深度小于 3 cm，患者没有其他不舒服的症状，通常是不需要处理的。但若积液过多且引起下腹坠涨、小腹一侧或两侧疼痛时，应及时就诊。可在医生的指导下口服药物进行治疗，必要时也可对积液进行引流处理。

如何预防术后盆腔积液的发生

预防术后盆腔积液的发生，我们可以做到以下几点。

（1）手术后需要注意休息，避免劳累。

（2）在病情允许的情况下，尽早下床活动，促进早日恢复。

（3）饮食方面需增加营养、进食高蛋白质饮

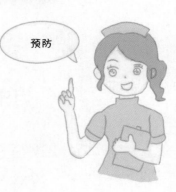

预防

食（奶制品及肉类等），从而提高机体免疫力，促使身体尽快痊愈。

（4）术后可采取半坐卧位，使积液局限于盆腔，便于引流。

（5）自我监测，关注腹痛、腹胀、肛门坠胀、发热等情况。一旦发生，应及时就诊。

参考文献

［1］陈小菁，庄春雨，林白浪，等."5G 互联网＋"护理服务模式配合盆底肌康复训练预防妇科肿瘤患者术后盆底肌功能障碍的应用研究［J］.肿瘤预防与治疗，2023，36（2）：6.

［2］孔为民，张赫.妇科肿瘤治疗后下肢淋巴水肿专家共识［J］.中国临床医生杂志，2021，49（2）：149-155.

［3］李润荣，张雅迪，张容馨，等.妇科手术部位感染预防及控制相关指南要点解读［J］.现代妇产科进展，2022，31（2）：136-139.

［4］山东省临床肿瘤学会妇科肿瘤专家委员会，中国医师协会微无创医学专业委员会妇科肿瘤学组.妇科肿瘤患者围手术期静脉血栓栓塞症预防的专家共识（2022 年版）［J］.中华肿瘤防治杂志，2022，29（10）：8.

［5］王晶晶，周艳辉，胡红娟.妇科肿瘤围手术期患者深静脉血栓预防及管理的最佳证据总结［J］.护理管理杂志，2021，21（7）：7.

［6］夏黎瑶，王春兰，刘淑英.妇科恶性肿瘤患者术后导尿管相关尿路感染风险预测模型的建立及验证［J］.中华现代护理杂志，2022，28（6）：5.

［7］薛莹，康宁，孙颖，等.桂枝茯苓丸加减辨治妇科肿瘤术后盆腔包裹性积液经验探析［J］.中华中医药杂志，2023，38（2）：4.

［8］杨莹，李明，王媛，等.子宫内膜癌子宫全切术后发生肠梗阻的危险因素分析［J］.中国医药导报，2022，19（32）：100-103.

［9］张玲，江锦芳，周帅，等.妇科恶性肿瘤患者术后深静脉血栓危险因素的 Meta 分析［J］.中国普通外科杂志，2021，30（12）：12.

［10］赵淑华，师媛，吕小慧，等 . 妇科肿瘤术后并发肺栓塞 4 例报告及诊治分析［J］. 现代肿瘤医学，2021，29（5）：841-844.

［11］赵晓蕊，龙云，陈思齐，等 . 妇科恶性肿瘤患者术后胃肠功能紊乱风险预测模型的构建及验证［J］. 护理学报，2022，29（3）：7.

［12］中国医师协会整合医学分会妇产疾病整合专业委员会，中国医师协会微无创专业委员会妇科肿瘤学组，张颐，等 . 根治性子宫切除术后尿潴留综合治疗的中国专家共识（2022 年版）［J］. 中国实用妇科与产科杂志，2022，38（11）：1111-1115.

第4部分

妇科肿瘤放射治疗、化学治疗相关常见症状

①

化学治疗所致恶心、呕吐很常见，
勿忽略，有策略

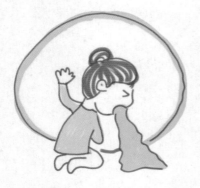

对于大部分妇科肿瘤患者而言，化学治疗可能是抗肿瘤治疗过程中很难绕开的一段路，同时也可能是最充满荆棘的一段路。在接受抗肿瘤治疗的过程中，患者很可能不是被肿瘤所打败，而是因为备受化学治疗相关的不良反应所带来的身体上和心理上的折磨而想要放弃。其中，化学治疗所致的恶心、呕吐就是最常见的不良反应之一，其发生率高达 70% 以上。

什么是化学治疗所致恶心、呕吐

化学治疗所致恶心、呕吐是指由化学治疗药物引起的或与化学治疗药物相关的恶心［即以反胃和（或）急需呕吐为特征的状态］和呕吐（胃内容物经口吐出的一种反射动作）。

化学治疗所致恶心、呕吐可以分为哪几类

化学治疗所致恶心、呕吐通常可分为 5 类：急性呕吐、延迟性呕吐、预期性

呕吐、爆发性呕吐和难治性呕吐。

· **急性呕吐**

常发生在用药后数分钟至数小时内，通常在用药后 5 ~ 6 小时达到高峰，于 24 小时内开始缓解。

· **延迟性呕吐**

多数发生在用药后 24 小时后，常见于应用顺铂、卡铂进行化学治疗后，一般持续 2 ~ 5 天。

· **预期性呕吐**

可发生于化学治疗前。是由于前一次化学治疗所致恶心、呕吐并未得到很好的控制，在下一次治疗前患者会出现恶心、呕吐的现象。

· **爆发性呕吐**

进行了预防性的处理后，患者仍会出现呕吐，此种情况需要用药缓解。

· **难治性呕吐**

以往的化学治疗周期中已使用药物控制症状，但控制不良，在后续的化学治疗过程中仍会出现化学治疗所致恶心、呕吐。

出现化学治疗所致恶心、呕吐，应该如何应对

在妇科肿瘤患者的常见化学治疗方案中，铂类（顺铂、卡铂等）是极易引起恶心、呕吐的一类化学治疗药物。治疗过程中，由严重恶心、呕吐引起各种并发症而导致治疗终止的情况屡见不鲜。那么，当出现化学治疗所致恶心、呕吐时，应该如何正确应对呢？

· 药物治疗

应在医生指导下规范服用缓解症状的药物。常用的药物如阿瑞匹坦、高选择性 5-羟色胺（5-HT3）受体拮抗剂（如盐酸昂丹司琼、托烷司琼等）。

· 非药物治疗

> 中医治疗

近年来，中医护理技术因其创伤少、疗效佳而受到广泛关注。如尝试按压足三里穴和内关穴（从化学治疗前一天至化学治疗结束，每次按压时长大于 3 分钟，每天至少 1 次），可一定程度上缓解恶心、呕吐的症状。

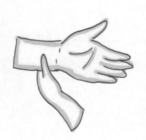

> 心理治疗

当出现严重的化学治疗所致恶心、呕吐时，患者可能会面临较大的心理压力。此时，可以通过音乐疗法等方法疏导情绪、缓解症状，如选择自己喜欢的舒缓音乐进行播放，音量控制在 70 分贝以下，每日 30 ～ 60 分钟。

> 运动

运动可贯穿于治疗的全过程，且应当遵循循序渐进的原则。例如，对于预期性呕吐，可进行放松训练（如腹式呼吸、做瑜伽等）以缓解症状，每个动作各做一次，每天锻炼 15 ～ 20 分钟。

> 饮食

很多患者由于化学治疗过程中恶心、呕吐的症状未能得到有效控制，出现了食欲不振、疲乏无力等情况，甚至因为害怕再次呕吐而对饮食、饮水产生了极度恐惧的情绪。遇到这种情况，我们不妨试试这几招。

（1）恶心呕吐时不要吃、喝任何东西，直到呕吐结束。如若发生剧烈呕吐，应注意及时变换体位，防止窒息。呕吐后每隔 10 分钟，开始饮用一茶匙（约 5 ml）的温凉液体，无不适则逐渐增加至一汤匙（15 ～ 20 ml）。

（2）呕吐结束后，可漱口、喝少量水，等症状缓解后，可以试着开始吃些便于消化、清淡的食物（如馄饨、面条等），避免辛辣、硬冷、油腻的食物，少吃或不吃腌制、熏烤食品。可以选择进食如柠檬、橙子、山楂或其他带有酸味的食品，也可以选择闻起来味道较好的蜜饯来改善嘴里的苦涩味道。此外，还要注意补充水分，可以选择稀饭、菜汤、果汁等。

（3）少食多餐，即使有恶心、呕吐，也要坚持少食多餐。选择适合个人口味的食物，不要强迫自己吃那些令自己感到恶心的食物。同时，也建议不要吃最喜欢的食物，以免将它们与生病不适联系到一起。

（4）保持良好的进食环境，光线柔和明亮，根据个人喜好可放置不同的绿色植物，或者在家人朋友的陪伴下进食，均有助于减轻恶心、呕吐的症状。

②

血常规变化千万别忽视，小心骨髓抑制

在肿瘤治疗期间，许多患者都可能有过白细胞和血小板数量下降的经历。"你这次血常规正常吗？""你这次白细胞多少？"类似这样的问题成为正在接受抗肿瘤治疗的患者讨论最多的话题，医生也会非常重视患者抗肿瘤治疗期间每一次的血常规检查结果。那么，为什么医生会如此关注血常规的变化呢？其实是因为白细胞、红细胞及血小板与骨髓抑制有很大的关系。

· 什么是骨髓抑制 ·

医学上把骨髓抑制定义为骨髓中造血干细胞的活性下降。目前已经证实，

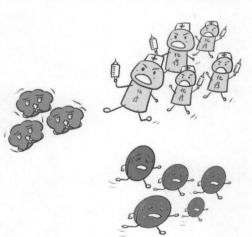

化学治疗、放射治疗等抗肿瘤治疗都可能造成患者的骨髓抑制现象，特别是正在接受化学治疗的患者。这是因为化学治疗药物在杀灭肿瘤细胞的同时也会诱导骨髓中造血细胞的凋亡而造成骨髓抑制。可以简单地理解为：化学治疗药物影响了骨髓的造血功能，造成了白细胞、血小板、红细胞的下降。

出现骨髓抑制会有哪些表现

骨髓抑制通常在化学治疗后的 7 ～ 14 天表现最为明显，最直接的就是白细胞、血小板、红细胞的依次降低。

· 白细胞下降，易发生感染

化学治疗后，通常最先出现粒细胞（白细胞的一种）减少，其数量会在化学治疗后的 10 ～ 14 天达到最低值。这时患者可能出现不明原因的发热及各系统炎症反应。比如：呼吸系统感染的会出现咳嗽、呼吸困难；泌尿系统感染的会出现尿痛、尿频、血尿等。

· 血小板下降，易发生出血

血小板数量在化学治疗后 12 ～ 14 天达到最低点。血小板减少可致凝血功能异常，可能发生皮肤、黏膜的散在瘀点、牙龈出血、鼻出血等。当人体血小板数量低于 $50 \times 10^9/L$ 时，出血风险会明显增加，血小板数量严重下降者可出现脑出血而引发死亡。

· 红细胞下降，易发生贫血

红细胞中的血红蛋白下降的时间最晚。血红蛋白下降最直接的后果就是引起贫血，会让患者感觉到虚弱、头晕、无力、疲倦。

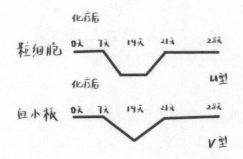

化学治疗期间出现骨髓抑制都有哪些危害

骨髓既是造血组织又是免疫组织，一旦骨髓抑制未能得到有效的控制，会造成很严重的后果。

· 延误化学治疗，降低治疗效果

骨髓抑制会导致骨髓造血环境受损，引发感染、出血等并发症，可能迫使治疗中断，继而影响治疗效果，增加治疗费用。

· 严重时可危及生命

严重的骨髓移植可以导致致命性感染和出血。

出现骨髓抑制时，应该如何应对

由化学治疗导致的骨髓抑制可以说几乎是每位接受化学治疗的患者都难以避免的并发症之一，其发生率高达 80% ～ 90%，已成为肿瘤康复路上的"拦路虎"。对罹患妇科肿瘤的患者而言，可能导致骨髓抑制的药物包括铂类、紫杉醇类等。其症状会因所用的药物种类、剂量和个人体质的不同而不同。以下是几个帮助患者平稳度过骨髓抑制期的小建议。

· 对于白细胞下降

（1）平时注意饮食卫生，尽量避免生食或进食未进行深度清洁的食品。可选择高蛋白质、高维生素的饮食（如牛肉、牛奶、鸡蛋等）。

（2）保持口腔卫生，饭后及时漱口，使用软毛牙刷并观察口腔的健康状况。

（3）外出应正确佩戴口罩，避免去人群密集的地方，以免发生不必要的感染。轻度的白细胞降低，可以口服药物升高白细胞，但用药前需和医生进行充分沟通。

（4）必要时，可在医生的指导下应用升高白细胞的针剂，如重组人粒细胞集落刺激因子注射液。

· 对于血小板下降

（1）加强营养，可选择高蛋白质、高维生素的饮食，同时适当增加摄入含铁量丰富的食物，避免进食坚硬的食物。

（2）必要时（血小板低于 $50 \times 10^9/L$）应在医生的指导下使用升血小板的药物。使用此类药物的同时应定期监测肝功能水平。既往服用阿司匹林等抗凝药物的患者，应在充分咨询医生后再服用，以免延误治疗。

（3）年轻女性应该关注月经周期的出血情况（如重点关注每次月经持续时间是否有延长及出血量是否明显增多），处于绝经期的女性应关注阴道异常流血的情况，出现异常情况的患者应立即去医院就医。

（4）血小板下降的患者应注意保护自身安全，日常生活中应避免磕碰，防止外伤。如果突然出现头痛、恶心、呕吐等症状，应警惕颅内出血，要及时就医。

· 对于红细胞下降

（1）此类患者常自觉乏力，家中可配备简易氧气装置。患者应多卧床休息、缓慢改变体位，必要时可通过吸氧缓解不适。

（2）红细胞下降明显时，可以遵医嘱输血来提高体内的红细胞水平。多数情况下，红细胞数量会在停药后恢复正常水平。

生活中应该如何预防骨髓抑制

预防骨髓抑制的关键是做到早发现、早干预。以下是几点建议。

（1）化学治疗后务必定期监测血常规，并要规律服药。

（2）树立战胜疾病的信心，治疗期间不要给自己过多的心理压力。

（3）化学治疗前后要注意劳逸结合，养成良好的生活习惯，饮食上多吃高蛋白质的食物，增强体质。

③

浑身疼痛不堪忍，分级止痛去烦扰

有人说，癌症最可怕的是癌性疼痛（简称"癌痛"）。都说分娩疼痛是 10 级疼痛，有些女性朋友却描述癌痛丝毫不亚于分娩疼痛。如果癌痛得不到有效控制，可能会影响患者的睡眠、食欲，甚至出现恐惧、焦虑、抑郁等心理问题，严重降低了生活质量。因此，缓解癌痛尤为重要，应尽早治疗、控制疼痛！

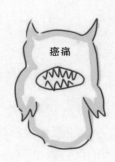

癌痛

什么是癌痛

癌痛是一种由肿瘤直接引起的或由肿瘤治疗引起的，与现有的或潜在的组织损伤相关或类似的，不愉快的主观上的疼痛感觉和情感体验，是肿瘤患者最常见的症状之一。肿瘤患者的疼痛不断变化，依据疼痛的伴随症状及持续时间，通常将癌痛分为以下 3 类。

·急性疼痛

急性疼痛通常发作迅速，持续时间短，一般较为严重，起病明确，常由疾病或损伤引起。急性疼痛常可表现为心悸、呼吸急促、血压升高、并伴有明显的焦虑。

• **慢性或持续性疼痛**

慢性或持续性疼痛可快速或缓慢地出现，会持续较长时间，通常表现为淡漠、迟缓、食欲不振、失眠等。

• **爆发性疼痛**

爆发性疼痛为突然发生的剧烈疼痛，持续时间较短，通常没有明确的原因，可能由肿瘤本身引起，也可能与肿瘤治疗有关。即使在正确服用镇痛药的情况下，患者一日内也可发生数次爆发性疼痛。

出现癌痛后，该怎么判断疼痛程度

疼痛评分可用于衡量疼痛的严重程度。疼痛评分的出现是为了更好、更直观、更形象地描述疼痛的程度，可以让照顾者、医生、护士迅速了解患者正在经历什么样的、何种程度的疼痛，从而准确应对。

常用的疼痛评分方法包括疼痛程度数字分级法、面部表情疼痛评分法（脸谱法）、主诉疼痛程度分级法等。疼痛程度数字分级法将癌痛分为 10 级，0 级代表完全无痛，10 级代表能想象到的最严重的疼痛。

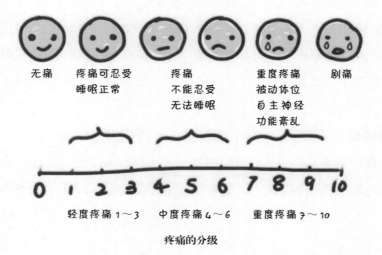

疼痛的分级

- **1～3 级**

为轻度疼痛。对于日常的生活习惯并不会产生明显的影响，患者可正常进食、睡觉、工作，偶尔察觉时可感受到疼痛。

- **4～6 级**

为中度疼痛。疼痛影响了患者的日常生活及睡眠，患者会因疼痛而早醒、易醒等。

- **7～10 级**

为重度疼痛。疼痛常使患者难以忍受，严重影响其日常生活，患者可因疼痛而无法入睡。

为什么癌症会出现疼痛

癌痛是肿瘤患者不可避免的、最艰难的一关，我们必须正确认识疼痛。引起癌痛的原因大致可分为以下 2 种。

- **肿瘤自身引起的疼痛**

是由于肿瘤的不断增长、扩散及转移瘤压迫神经或相应器官而带来的相应疼痛。例如，肿瘤侵犯或破坏骨组织时，会产生骨痛；肿瘤扩散至脊柱，出现压迫脊髓神经的症状，则表现为背部、颈部疼痛。

- **治疗引起的疼痛**

包括某些化学治疗药物引起的骨关节疼痛、药物渗漏及治疗后溃疡等并发症引起的疼痛。例如，化学治疗药物渗漏至血管外，引起组织坏死而产生疼痛；化学治疗引起的栓塞性静脉炎造成的疼痛等。

· 怎样减轻、控制癌痛 ·

事实上，癌痛的治疗与抗肿瘤治疗同等重要。出现癌痛应该及时就医，配合医生进行规范化癌痛治疗，以使癌痛得到良好地控制，从而提高抗肿瘤治疗的疗效，提高患者生活质量。目前，治疗癌痛的主要方法有以下几类。

· 非药物治疗

> 放松疗法

寻找一个舒适的地方，闭目躺下，进行 4 ～ 5 次的深呼吸，慢慢放松，脑海里重复默念一个令自己愉悦的词语，或者想象一个自己喜欢的场景。

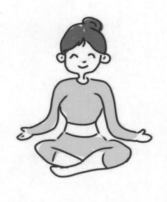

> 转移疗法

指把注意力放在疼痛以外的刺激上。比如，做一些让自己轻松、愉悦的事情。

> 音乐疗法

音乐能使人身心放松，消除不良体验，抑制各种压力反应，从而达到使人心情平静、身心愉悦的目的。

· 药物治疗

癌痛通常难以自行缓解，药物治疗可以帮助大多数肿瘤患者缓解（甚至完全治愈）疼痛。临床上，医生会根据患者情况，制订个体化的止痛方案，患者需在医生的指导下，规律、安全、合理用药，从而获得最佳止痛效果，尽可能减少不良反应的发生。

世界卫生组织推荐"三阶梯"癌痛镇痛用药方案，即按癌痛程度将其分为轻度、中度、重度三个阶梯，每一个阶梯使用相应的镇痛药物进行治疗（表 4-1）。

表 4-1 · "三阶梯"癌痛镇痛用药方案

分类	疼痛程度	药物强度	常用药物
第一阶梯	轻度疼痛	非甾体抗炎药、止痛药	乙酰氨基酚（扑热息痛）、阿司匹林、酚咖片（加合百服宁）、布洛芬、布洛芬缓释胶囊（芬必得）等
第二阶梯	中度疼痛	弱阿片类药物	可待因、布桂嗪（强痛定）、曲马多缓释片（奇曼丁）、曲马多等
第三阶梯	重度疼痛	强阿片类药物	吗啡片、吗啡缓释片（美菲康）、吗啡控释片（美施康定，可直肠给药）

要注意的是，镇痛药物的使用需在医生的指导下进行，切不可随意更改剂量或加减药物种类，更不要按照病友的"处方"来服药。在服药后，若出现下列情况，请及时就医：① 服用止痛药后，疼痛没有得到缓解；② 药物的止痛时效越来越短；③ 疼痛加剧，影响睡眠；④ 出现新的疼痛部位；⑤ 使用疼痛药物后出现不良反应，如严重的恶心、呕吐、嗜睡、便秘等。

4

放射治疗、化学治疗后疲惫不堪，
我能做些什么

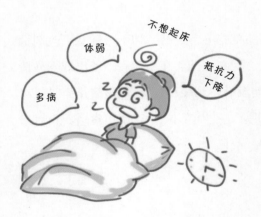

许多正在接受抗肿瘤治疗（放射治疗、化学治疗）的朋友总感觉身心疲惫，不想动弹。许多人会以为这是患者"变懒"了。不要再误会了，这其实是癌因性疲乏惹的祸。癌因性疲乏很普遍，绝大部分接受放射治疗、化学治疗的朋友都可能会出现，是肿瘤治疗过程中最常见的症状之一，也是导致患者生活质量下降的最重要的原因。这种无法缓解的疲乏感让本就身心千疮百孔的肿瘤患者雪上加霜！今天就带大家详细了解一下究竟什么是癌因性疲乏！

什么是癌因性疲乏

癌因性疲乏是一种持续性、痛苦性的主观感受，主要是由癌症或其治疗导致的躯体、情感或认知相关的疲劳或疲惫。事实上，与普通的疲乏相比，癌因性疲乏更严重、更痛苦，且不能通过休息或者睡眠缓解。

癌因性疲乏的临床表现有哪些

- **主观感受**

癌因性疲乏主要有三方面的主观感受。

> 躯体感受

虚弱、异常疲惫、不能完成原先可以胜任的工作。

> 情感疲乏

缺乏激情、情绪低落、精力不足。

> 认知感受

注意力不能集中、缺乏清晰的思维。

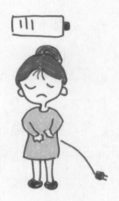

- **客观表现**

主要是体力与精力的下降。与普通的疲乏相比，癌因性疲乏具有以下特征：① 起病快；② 程度重；③ 能量消耗大；④ 持续时间长；⑤ 不可预知；⑥ 通常不能通过休息或睡眠缓解。

我需要"充充电"

为什么放射治疗、化学治疗后，患者容易出现癌因性疲乏

实际上，肿瘤本身和肿瘤治疗的过程（如手术、化学治疗、放射治疗、免疫治疗、生物治疗等）均可造成癌因性疲乏。就进行放射治疗、化学治疗的患者而言，治疗不仅会导致机体免疫功能低下、细胞损伤等，还可能引发骨髓抑制、恶心、呕吐、腹泻、电解质紊乱等不良反应，从而加重癌因性疲乏的程度。

出现癌因性疲乏，要如何缓解

癌因性疲乏最可怕的是来得很快，哪怕只是最简单的日常活动，都能很快引起疲乏，并且经过一夜熟睡后，疲乏仍然不会消失。那么，到底应该如何缓解癌因性疲乏呢？

● 非药物干预措施

> 运动干预

鼓励正在接受抗肿瘤治疗或治疗后的女性朋友适当进行中等强度运动。每周可进行 150 ～ 300 分钟中等强度的运动 [如快走（速度为每小时 5 千米）、骑自行车、游泳等]，或每周进行 3 次抗阻力训练（如深蹲、哑铃等）。此外，还可选择在温度、湿度适宜的环境下，每天进行 30 ～ 60 分钟的瑜伽练习。值得注意的是，当出现下列情况时，应慎用运动疗法：① 骨转移；② 血小板减少；③ 发热；④ 活动性感染；⑤ 由于肿瘤转移或其他疾病导致的限制。

> 饮食及睡眠干预

（1）饮食方面：鼓励适当提高每餐摄入的蛋白质、全谷物及蔬菜。

（2）睡眠方面：创造安静的环境，帮助自身入睡，适当减少白天的睡眠时间，避免夜间难以入睡；入睡前避免饮用咖啡、浓茶等刺激性饮料，每天保证 6 ～ 8 小时的睡眠时间。

> 中医疗法

可以采用推拿按摩或灸法。温馨提示：中医治疗具有一定的专业性，应在专业人员的指导下进行。

（1）推拿按摩：按摩可以缓解疲乏的穴位（如足三里、三阴交、太溪等），每个穴位按摩 3 ～ 5 分钟，总时长在 30 分钟。

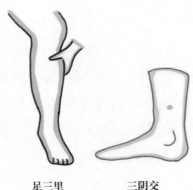

足三里　　　　三阴交

（2）灸法：使用针灸、艾灸、隔姜灸等，在足三里、三阴交、关元等穴位进行治疗，每次 20 ～ 30 分钟，每周可进行 5 ～ 7 次。

> 其他干预措施

如音乐疗法：在治疗时或者睡前，可播放节奏舒缓、令人放松的音乐，聆听音乐的过程中保持周围环境安静，时间控制在每天 30 ～ 60 分钟。

· **药物干预**

癌因性疲乏还可以通过药物来干预。药物干预可以减轻女性朋友抗肿瘤治疗过程中的骨髓抑制、贫血、疼痛等副作用，从而缓解癌因性疲乏。这需要积极配合医生进行对症治疗。

温馨提示

女性朋友应在医师的指导下进行用药，切不可擅自用药，以免延误病情。

5

食欲缺乏，小心营养不良

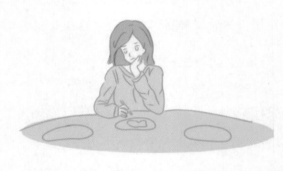

日常生活中，有很多因素会导致食欲缺乏。在妇科肿瘤的治疗和康复过程中，因化学治疗药物的使用，常引起代谢异常，出现食欲缺乏的不良反应，从而令正在接受抗肿瘤治疗的女性朋友陷入营养不良的困境之中。饮食调理这件事，应该是女性朋友可以最大限度参与和控制的。

什么是化学治疗所致的食欲缺乏

化学治疗所致食欲缺乏是指在抗肿瘤治疗的过程中，由于治疗的不良反应导致的食欲不佳或者进食欲望降低，表现为可能会比平常吃得少许多，或者完全不想吃东西。

为什么在化学治疗期间会出现食欲缺乏

由于化学治疗药物多数属于细胞毒性药物，对消化道黏膜毒性作用可直接刺激胃肠道，继而导致食欲不振、恶心、呕吐等一系列胃肠道反应。妇科肿瘤患者化学治疗方案中常用的药物，如紫杉醇、依托泊苷等，均具有一定的消化道黏膜毒性。依托泊苷治疗后，胃肠道黏膜毒性作用的发生率可高达 90%。因此，在化学治疗期间，女性朋友应注重自身的营养状况。

化学治疗所致的食欲缺乏，临床表现有哪些

正常组织细胞和肿瘤细胞都需要营养。饥饿时，正常细胞没有营养来源，而肿瘤细胞却会进一步蚕食身体储备的营养。因此，当女性朋友出现以下症状时，必须引起警惕，及时就医。

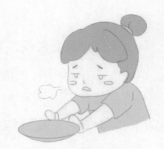

不想吃呀

（1）体重持续下降，体重指数［body mass index, BMI；其计算方式为体重（以千克为单位）除以身高（以米为单位）的平方］$< 18.5 \ kg/m^2$。

（2）食欲下降，伴随恶心、呕吐等胃肠道反应。

（3）出现水肿，或有胸腔积液、腹腔积液等。

应该如何应对化学治疗所致的食欲缺乏

有些女性朋友认为，不吃饭就可以饿死肿瘤细胞。这种观念是极其错误的。健康饮食、保持合理的体重，可以增强自身的免疫力，帮助女性朋友更好抵抗肿瘤治疗的相关并发症及副作用。应对化学治疗所致的食欲缺乏，有以下几点建议。

· 遵循膳食原则

《恶性肿瘤患者膳食指导》中提及，肿瘤患者应遵循八大膳食原则。

（1）合理膳食，适当运动。

（2）保持适宜体重。

（3）食物多样化。

（4）蛋白质宜多吃。

（5）蔬菜水果是有益的。

（6）可以多吃富含矿物质、维生素的食物。

（7）少吃精制糖。

（8）必要时需按医嘱进行肠内或肠外营养支持治疗。

• 确保摄入足够的能量

化学治疗期间，建议女性朋友每日按照体重［以千克（kg）为单位］估算摄入的总能量［以千卡（kcal）为单位］，推荐的摄入量为 25 ～ 35 kcal/（kg·d）［千卡 /（千克·天）］。其中，各物质的推荐摄入量如下。

> 蛋白质

以摄入优质蛋白质为宜，如鱼肉、牛奶、蛋等，仍建议每日按照体重估算摄入的蛋白质总量（以克为单位），推荐摄入量为 1.2 ～ 2.0 g/（kg·d）。

> 脂肪

占总能量的 35% ～ 50%，可选择补充富含 ω-3 和 ω-9 多不饱和脂肪酸制剂的食物，如鱼油。

> 碳水化合物

如大米、面条等，同样占总能量的 35% ～ 50%。

> 水

一般来说推荐摄入 30 ～ 40 ml/（kg·d），若存在心、肺、肾严重功能障碍的患者，需根据医嘱限制水的摄入量。

• 正确调整饮食策略

每位患者的病情不一，其饮食喜好也各不相同，饮食耐受程度更不一致，那么，妇科肿瘤患者究竟应该怎么进食呢？

（1）餐前可适度活动。

（2）少食多餐，想吃再吃，没有食欲时切勿勉强进食。

（3）餐前可食用少许开胃食物，如酸梅汤、山楂等。

（4）日常饮食可选择：① 富含优质蛋白质的食物，包括鱼、虾、瘦红肉、蛋类、奶类、坚果、大豆及其加工制品；② 抗氧化营养素含量丰富的食物，包括深色的蔬菜（如菠菜、西兰花、茼蒿、胡萝卜、西红柿、红米苋等）、深色的水果（如苹果、香蕉、橙）、全谷物类食物（如玉米、燕麦、大米、小米等）；③ 具有辅助抗肿瘤作用的食物，如香菇、冬菇、胡萝卜、四季豆、猕猴桃等；④ 烹调时应多选用富含不饱和脂肪酸的植物油，如花生油、豆油、橄榄油、芝麻油等。

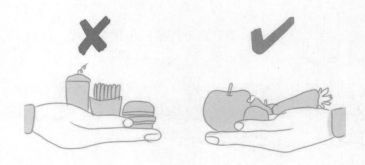

（5）日常饮食不宜选择：① 甜食，少食用甜的点心、饮料等富含简单糖类的食物；② 高脂食物，少食用肥肉、油炸食品等高能量、油腻的食物；③ 加工肉食，少食用火腿、香肠、腊肉、熏肉等加工类肉食；④ 含亚硝酸盐类食物，少食剩菜、酸菜、腌黄瓜、腌萝卜、腌肉、咸鱼等含亚硝酸盐类的食物；⑤ 抑制铁吸收的食物，不食用或少食用抑制铁吸收食物，如浓茶、咖啡、钙制剂、锌制剂和高磷食品；⑥ 饱和脂肪酸丰富的动植物油，不食用或少食用猪油、黄油、棕榈油等；⑦ 戒烟、戒酒。

6

焦虑抑郁坐卧难，关怀安抚使心安

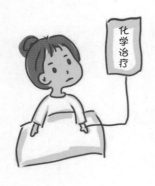

妇科肿瘤是女性健康的一大杀手，除了手术治疗之外，多数患者还要经历化学治疗、放射治疗等综合治疗，而焦虑和抑郁是贯穿整个放射治疗、化学治疗过程的常见心理问题。调查发现，就卵巢癌患者而言，治疗期间患者的焦虑患病率可达 19.12% ～ 27.09%，抑郁患病率可达 12.71% ～ 25.34%。

什么是焦虑和抑郁

焦虑是指患者经常出现对现实情境过分担忧、害怕和紧张的情绪状态，并可有睡眠不良、紧张性头痛、胃肠不适等。抑郁是指患者出现显著的情绪低落，伴有不同程度的认知和行为改变，甚至出现自伤、自杀等行为。

放射治疗、化学治疗期间为什么会出现焦虑和抑郁

放射治疗、化学治疗的方式、效果和预后，以及家庭经济条件等，是影响肿瘤患者心理健康的主要因素。多数患者害怕治疗所带来的副作用，如恶心、呕吐、躯体疼痛等；有的患者因治疗引发的脱发而感到形象受损，自哀自怜；有的

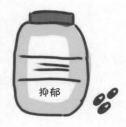

患者担心治疗效果不如预期，癌症转移或复发；有的患者害怕治疗费用过高，成为家人的负担。另外，癌症本身也严重影响患者的生活质量，引起其情绪改变。

放射治疗、化学治疗期间出现焦虑和抑郁，会造成哪些影响

焦虑和抑郁属于心境障碍。所谓"心病难医"，焦虑和抑郁在很大程度上威胁着女性朋友的身心健康。研究表明，焦虑、抑郁情绪的存在，会影响人们的治疗依从性，延长住院时间，降低生存率，从而对肿瘤患者的生活质量和预后产生巨大的威胁。

应当如何识别和评估焦虑、抑郁

· **症状识别**

肿瘤患者焦虑和抑郁的临床表现多样，但也具有共性，可通过近期症状进行初步判断。

怎么判断呢

> 焦虑

如果患者经常出现以下情况，且持续两周以上，提示存在焦虑。

（1）过分担心：对将来的或不确定的事件过度担心、害怕。

（2）警觉性增高：对外界刺激敏感，易受惊吓。

（3）注意力难以集中，患者可能会出现记忆力下降。

（4）睡眠障碍：如入睡困难、辗转反侧、易惊醒。

> 抑郁

如果患者有以下状况中的五条或以上，且持续两周以上，提示存在抑郁。

（1）持续的忧伤、绝望，或一天中大部分时间情绪淡漠。

（2）对所有活动都丧失兴趣，甚至拒绝跟任何人来往。

（3）在不节食的情况下，体重明显下降，或体重明显增加。

（4）行动迟缓或躁动不安，影响他人。

（5）极度疲劳或无力感，经常感到力不从心，干什么都不主动。

（6）睡眠障碍，如早晨醒来的时间过早，且经常失眠做噩梦。

（7）注意力、记忆力或决策力下降。

（8）充满愧疚感、无价值感或无助感。

（9）频繁考虑到死亡或有自杀倾向。

·量表自评

如果怀疑自己有焦虑、抑郁问题的话，可以直接在网上下载或者向医生咨询以获取症状自评量表，如广泛性焦虑自评量表、焦虑自评量表、抑郁自评量表、患者健康问卷-9 等。完成自评量表后，根据量表推荐标准进行评分，若结果显示有抑郁障碍或焦虑障碍，建议到正规医院的精神科或心理科做进一步评估。尤其是结果显示存在中重度焦虑和抑郁，一定要及时干预，尽早改善情绪状态。

出现焦虑障碍或抑郁障碍时，我们应该如何应对

对于焦虑障碍和抑郁障碍，除了药物治疗，还有很多非药物干预方式可以改善情绪状态。常见的非药物干预方式包括以下几种。

·冥想训练

采用一个让自己觉得放松的姿势，可以是坐姿、躺姿、站姿，也可以双腿盘坐。闭上眼睛，尽量全身放松。将注意力放在身体的感觉上，仔细感受身体与环境的接触，如双脚与地面的接触。然后，将注意力放在呼吸上。重点关注空气吸入鼻孔、吸气时胸腔与腹部的起伏、吸气与呼气间的短暂停顿、呼气时胸腔与腹部的下沉、呼气与下次吸气间的短暂停顿、吸气与呼气时空气的温差等，不必刻

意控制每次的呼吸，顺其自然就好。

·放松训练

当感到焦虑或低落时，进行呼吸松弛训练。第一步，一只手放在胸部，另一只手放在腹部；第二步，通过鼻子深深地吸气，让胃部鼓起来，尽量使上胸部活动最少；第三步，缓慢、均匀地呼气，呼气的时间比吸气的时间稍久一些。上述步骤重复做几次，保持一定的节律，以 8～12 次/分钟为宜，不能快速深呼吸。

·聆听音乐

聆听音乐时应全身心投入，从音乐中寻求感受。每次时间在 30～60 分钟为宜。音量不要过大。要经常更换曲目，以增加注意力和兴趣，避免疲劳和厌倦情绪。以下根据治疗功效，列出一些音乐曲目，供参考。

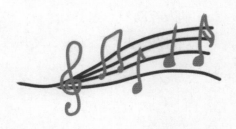

（1）抗焦虑、制怒类：《春风杨柳》《江南好》《同舟共济》《星期六的晚上》《化蝶》等。

（2）抗抑郁、振奋精神类：《祝您快乐》《春天来了》《心花怒放》《喜洋洋》《命运交响曲》《祝您幸福》《蓝色狂想曲》等。

（3）治疗失眠、多梦类：《梦幻》《摇篮曲》《绿色小夜曲》《醉夜》《大海一样的深情》《春江花月夜》《二泉映月》等。

（4）解除疲劳类：《假日的沙滩》《矫健的步伐》《锦上添花》等。

·运动调节

感到焦虑时，选择能让肌肉放松、让内心安静的运动，比如慢跑、瑜伽、太极、游泳等，有助于使神经系统平静。最好是在安静的大自然中，运动时要缓慢深呼吸。感到抑郁时，选择简单易行的或集体性的体育项目，如跑步、骑行等有氧运动，运动产生的"多巴胺"能让人重新找回快乐的感觉。

- 及时就医

若出现明显的睡眠障碍或经常性的心悸、胸闷、呼吸困难，或者有自杀意念和行为时，要立即就医，咨询医生是否需要使用抗焦虑抑郁药物。

应该如何建立积极的心态，以避免发生焦虑、抑郁

- 情绪宣泄

首要的是向家人、朋友、医护人员倾诉，尽可能将不良情绪宣泄出来。

- 病友互助

观察充满正能量的病友，向他们学习如何与肿瘤平和地相处、如何迎接往后的人生。

- 家庭支持

与家人和睦相处，做力所能及的家务事，向家人寻求支持，保持积极、乐观、坚强的心态。

- 社交娱乐

多参加自己喜欢的娱乐活动，保持愉悦的心情。

- 寻求专业救助

向医护人员或专业人士寻求帮助，探讨哪些事情是可以做并有帮助的。

7

化学治疗后反复发热，怎么办

随着科技的进步，妇科肿瘤的治疗效果愈来愈好。其中，化学治疗可谓功不可没。但是，化学治疗也极易引发一系列副作用，其中发热就是常常给患者带来痛苦的副作用之一。对于肿瘤患者来说，发热不仅是"常客"，也是病情变化的"哨兵"。尤其是对于接受化学治疗的女性朋友，治疗后经常出现发热，且体温反反复复，常会带来严重困扰。

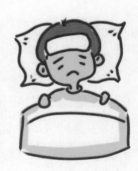

什么是化学治疗后发热

化学治疗后发热是指在接受化学治疗期间或之后出现的发热症状。以口腔温度为例，发热可被划分为低热（37.3～38℃）、中等热（38.1～39℃）、高热（39.1～41℃）、超高热（41℃及以上）。

化学治疗后发热可以分为哪几类

化学治疗后发热因其诱因不同主要分为以下几类。

· 感染性发热
化学治疗导致机体免疫力下降，易受细菌病毒的入侵而引起发热。

- **药物热**

本质为药物过敏反应，常在用药后 24 小时内出现，一般是持续高热，体温常达 39 ～ 40℃。

- **肿瘤热**

化学治疗后肿瘤细胞坏死，导致机体产生应激反应而引起发热，一般体温为38℃左右，部分可达 39℃，多数在下午明显。

- **粒细胞缺乏性发热**

化学治疗导致机体白细胞减少，也会引起发热，体温常达 38℃。

与普通发热相比，化学治疗后的发热，其临床表现有所不同：普通发热多是机体受细菌或病毒感染引起炎症反应所致，服用抗生素可缓解，较容易控制。而化学治疗后发热受自身免疫、肿瘤、病菌感染、药物反应等多方面因素作用，一般表现为长时间、间歇性的低热，且持续数周，服用抗生素无效。

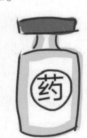

化学治疗后发热会给身体带来哪些影响

- **循环系统**

化学治疗后发热会使身体代谢加快，同时使心率加快，从而增加心脏负担。

- **呼吸系统**

化学治疗后发热可能导致呼吸加快，从而增加呼吸系统负担。

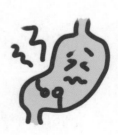

- **消化系统**

化学治疗后发热还会导致消化液分泌减少、消化酶活性降低，从而增加消化系统负担。

如何应对化学治疗后发热

妇科肿瘤患者在化学治疗后出现发热症状时不用着急，以下是几个应对小贴士。

· 药物治疗

若体温 ≥ 38.5℃，可使用退热药，如对乙酰氨基酚、布洛芬；如果体温 ≥ 39℃，可遵医嘱使用阿司匹林、吲哚美辛、中药等控制体温。

· 非药物治疗

若体温 < 38.5℃，可选择物理降温。

> 温水擦浴

水温以 34 ~ 37℃为宜，同时保持室内温度 25 ~ 27℃，避免空气过度对流。擦浴时以头部、腋窝、前胸及大腿等大血管走行处为主，进行全身擦拭，15 分钟后再测量体温，直至体温降到 38.5℃以下。

> 冰袋冷敷

用防水的布料或干毛巾包裹冰块，选择表皮薄、血液流动较快的部位（额头、后枕部、颈部、腋窝、腹股沟等）冷敷，间隔 10 ~ 15 分钟更换冷敷部位，直至体温恢复正常。

· 及时就诊

若服药后仍高热不退，或退后复热，要及时到医院就诊，接受抗生素、重组人粒细胞集落刺激因子（即"升白细胞针""升白针"，如津尤力等）等专业治疗。

进行化学治疗，如何预防发热

相比发热后进行治疗，对于患者而言，预防化学治疗后发热的获益更大。预防的原则是增强机体免疫力，减少感染，配合治疗原发病。以下是几点生活上的小建议。

· 饮食方面

（1）高蛋白质饮食，如食用禽蛋、瘦肉、豆类及其制品，为白细胞恢复至正常提供物质基础。

（2）高维生素饮食，如食用谷物类、绿色蔬菜和水果，以补充维生素 B、C 和叶酸，促进白细胞的分化和增殖。

（3）食物制作过程要注意消毒，忌食生冷、不洁食物。

（4）每日饮水不少于 1 500 ml。

· 注意卫生

（1）常通风，保持室内空气清新，温、湿度适宜。

（2）减少户外活动，尽量去人少的地方，出门佩戴口罩，避免不必要的交叉感染。

（3）注意个人卫生，勤洗手，勤换衣。

· 适度运动

因各人情况不同，可咨询医生后再行选择适度的运动。

（1）运动频率：每次连续运动 20 ～ 30 分钟，体力不佳者中间可休息 3 ～ 5 分钟；每周运动 3 ～ 5 次。

（2）运动方式：以有氧运动为主，其特点是强度低、有节奏、不中断和持续时间长，如徒步、慢跑、游泳、骑自行车、打太极拳、跳韵律操等。

（3）运动强度：中等强度为宜。包括快走、做家务、带宠物散步（遛狗）、跳舞（慢节奏的舞蹈）、搬运中等重量的物品等，并建议每周至少进行150分钟的中等强度运动。

8

排便困难，"通便秘籍"来支招

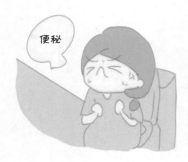

化学治疗后出现排便间隔延长、粪便干硬、排便困难等现象，一直是许多妇科肿瘤患者深有体会的痛楚之一。当排便变成一件痛苦的事情时，生活质量也会受到影响。别担心，"通便秘籍"来了。

什么是化学治疗相关性便秘

化学治疗相关性便秘是指患者因使用化学治疗药物和化学治疗辅助性药物而出现排便间隔延长、大便性状改变等症状。接受化学治疗的患者，其便秘发生率为 16%～48%，若使用止吐药，便秘的发生率则可能高达 90%。

化学治疗相关性便秘有哪些临床表现

如果化学治疗期间，患者出现一周排便次数少于 3 次，排便时费力，粪便干结，则需警惕化学治疗相关性便秘的发生。根据国际抗癌协会的标准，可将化学治疗相关性便秘分为 5 个等级。

1 级，即偶发性或间歇性症状；偶尔使用大便软化剂、泻药、灌肠剂等。

2 级，即症状持续，经常使用泻药或灌肠剂。

3级，即干扰日常生活、活动的症状，需手法辅助排便。

4级，即危及生命的后果（如梗阻、中毒性巨结肠）。

5级，即死亡。

引起化学治疗相关性便秘的原因是什么

· 药物因素

（1）化学治疗药物具有很强的细胞毒性，会损伤患者的胃肠道，使其出现恶心、呕吐、食欲不振，致使体内水分减少，引起大便量减少且干结，不易排出。

（2）化学治疗辅助药物会减弱胃肠蠕动，抑制消化道运动而导致便秘。

· 生活因素

化学治疗后的女性朋友身体虚弱、活动减少、排便习惯发生改变等，也会加重便秘。

· 精神因素

化学治疗期间，女性常常会出现焦虑和紧张的情绪，这些情绪有可能会导致结肠的蠕动失常或痉挛性收缩，从而引起肛门直肠矛盾运动而导致便秘。

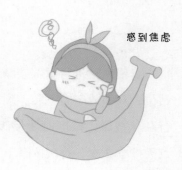

感到焦虑

化学治疗相关性便秘对女性朋友有哪些危害

便秘对化学治疗期间女性朋友生活质量的影响是巨大的，如若不能得到有效的控制，可造成一系列的并发症。

（1）发生便秘后若未及时纠正，会加重胃肠道症状，出现腹胀、腹痛等。

（2）用力排便时，腹压升高，会增加心血管意外发生风险。

（3）增加其他疾病的发生率，如肛裂、直肠脱垂等。

（4）严重者还会导致肠梗阻、肠穿孔，危及生命。

化学治疗期间，如何应对化学治疗相关性便秘

对于普通人来说，日常生活中稍微有点便秘，简单地通过多吃蔬菜水果、多喝水，甚至自行用点通便的药，就可以解决了。但是，对于化学治疗期间的女性朋友而言，这件小事就不那么简单了。以下"通便秘籍"或许可以提供帮助。

· 饮食调节
每日饮水量 > 3 000 ml，多吃有润肠、通便功效的食物，如芹菜、蜂蜜等。

· 运动调节
进行适当身体活动，每天下床活动，促进肠蠕动。

· 腹部按摩
有便意时进行腹部按摩，取仰卧位或者站位，双手放于右下腹，顺着肠蠕动方向进行环状按摩，按摩时要使腹部下压 2 厘米，每天按摩 2 次，每次按摩 10 分钟。

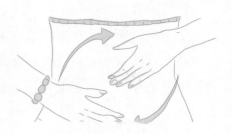

· 药物调节
（1）逐步增加纤维补充剂，并补充足够的液体来增强纤维补充剂的效果。

（2）轻中度便秘患者，可遵医嘱选用容积性药物（如车前草），软化粪便以助其排出；或选用渗透性药物（如乳果糖），促进肠蠕动以排便。

（3）粪便嵌塞者，可选择栓剂（如开塞露），必要时可服用刺激性药物，但不能经常使用该药，以免引起肠神经损害。

• 灌肠

如服药无效，可在排除肠穿孔的前提下，到医院进行灌肠治疗。

• 中医外治疗法

若有的女性朋友排斥服药，或因化学治疗药物冲突等原因不能服用泻药，可尝试穴位按压、针灸、中药热熨等方法，均安全有效且副作用小，但需在中医师的协助和指导下进行。

化学治疗期间，如何预防化学治疗相关性便秘

化学治疗期间，女性朋友需时刻关注自身的排便情况，也可以通过下面这几项措施来预防便秘的发生。

• 做好化学治疗期间的饮食管理

每日饮水 2 000 ～ 3 000 ml，交替食用高纤维素的水果、蔬菜（如芹菜、丝瓜、黄瓜），适当食用坚果类（如花生、芝麻、核桃），化学治疗前 2 ～ 3 小时进餐。

• 定时进行排便训练

使用马桶排便时，在脚下垫小脚凳，以增加腹部压力，每日 2 次，每次 10 分钟，建议在饭后 30 分钟进行。

• 保持适度的日常运动

卧床时，鼓励进行适度的床上锻炼。下床后，每周 4 ～ 5 次步行锻炼。

• 按摩足部反射区

化学治疗前用温水泡脚 10 分钟，使足部肌肉松弛。取半卧位或者仰卧位，

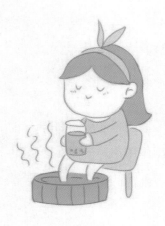

采取全足按摩的方式，按照足底、足内侧、足外侧、足背的顺序进行按摩，手法为来回滑动与绕圈揉按，使用按摩棒配合指节进行按摩。每天按摩 1 次，每个反射区按摩 3 ～ 5 分钟，每足按摩 20 ～ 30 分钟。

· **医疗操**

在病床上做骑车运动 1 ～ 2 分钟；屈腿运动，反复进行 15 次。

9

泻不停，应警惕

化学治疗药物在治疗肿瘤的同时，常常引起不同程度的胃肠道反应，表现为食欲减退、恶心、呕吐、便秘及腹泻等。化学治疗相关性腹泻是肿瘤患者化学治疗过程中常见的并发症，是导致治疗调整、延迟甚至停止的一个主要因素，同时也极大影响肿瘤患者的生活质量。

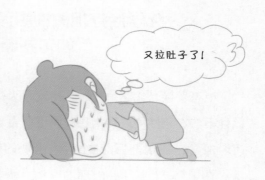

又拉肚子了！

什么是化学治疗相关性腹泻

化学治疗相关性腹泻是指肿瘤患者使用化学治疗药物治疗过程中出现的以无痛性腹泻为主，或伴有轻度腹痛、喷射性水样便的消化系统症状。临床上，化学治疗引起的 3 ～ 4 级腹泻发生率为 5% ～ 7%。

为什么化学治疗时容易出现腹泻

目前认为化学治疗相关性腹泻主要与化学治疗药物引起肠道黏膜细胞损伤、结肠隐窝被破坏、肠道菌群诱导炎症反应受到干扰等因素相关。妇科肿瘤常用的化学治疗药物（氟尿嘧啶、多西紫杉醇等）均容易导致患者出现腹泻。

化学治疗相关性腹泻对女性朋友有什么影响

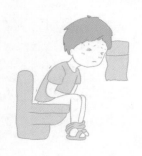

症状轻者，生活质量受影响；症状重者，不仅会干扰正常的化学治疗进程，若处理不当还可能导致患者出现水电解质紊乱、肾功能衰竭、血容量减少，甚至可能引发休克、死亡。

化学治疗相关性腹泻的典型症状有哪些，如何判断严重程度

当患者接受化学治疗后，出现每天排便 3 次及以上，或解稀水样便，在排除饮食不洁、急性细菌性痢疾或肠道病毒感染等情况后，应警惕化学治疗相关性腹泻。通常，在用药后 24 小时内出现的腹泻，症状较轻，易缓解，为早发性腹泻；在用药 24 小时后出现的腹泻，为迟发性腹泻。化学治疗相关性腹泻典型症状包括：① 出现在化学治疗当天或化学治疗后；② 无痛性腹泻或伴轻度腹痛；③ 喷射性水样便；④ 一天数次或数十次，持续 5～7 天，严重者病程长达 2～3 个月。

根据国际抗癌协会的标准，化学治疗相关性腹泻按严重程度可分为 5 个等级。

1 级，即与治疗前相比，排便次数增加 < 4 次 / 天。

2 级，即与治疗前相比，排便次数增加 4～6 次 / 天。

3 级，即与治疗前相比，排便次数增加 > 7 次 / 天，并有大便失禁、腹部疼痛等。

4 级，即危及生命（如循环衰竭）。

5 级，即死亡。

发生化学治疗相关性腹泻，应该如何处理

· 1 级腹泻和可耐受的 2 级腹泻

若为 1 级腹泻和可耐受的 2 级腹泻，可以通过调整饮食来缓解。

（1）少食多餐。

（2）进食富含钠和钾的食物，如橘子、橙子、桃子、香蕉、杏仁露等。

（3）进食低纤维食物，如鱼类、肉类、蛋类、面包、去皮土豆等。

（4）禁食过热或过冷、辛辣刺激、油腻食物或油炸食品；禁食牛奶或奶制品，如冰激凌、酸奶和奶酪；禁食产气食品，如豆类、卷心菜、西兰花等。

（5）多饮水，每天饮 8 ～ 12 杯温开水。

· 不可耐受的 2 级腹泻

若为不可耐受的 2 级腹泻，在调整饮食的同时，应在充分遵循医嘱的情况下配合使用药物治疗。常用药物如蒙脱石散（思密达）、洛哌丁胺胶囊（易蒙停）等。

· 3 级及以上腹泻

若为 3 级及以上腹泻，需要及时就医，遵医嘱用药，可能需要住院治疗。

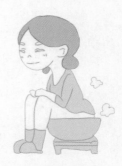

随着腹泻次数的增多，肛周护理也需做好：每次解便后用温水及肥皂清洗肛周，外涂氧化锌软膏，保持肛门部的干燥和舒适。注意肛周皮肤的变化，如果肛周出现潮红、破损，要及时就医。

要做好肛周护理

怎样预防化学治疗相关性腹泻

· 饮食方面

化学治疗后避免食用加速肠胃蠕动的食物，如奶制品、高纤维素蔬果、辛辣

食物等。餐具要消毒，忌食生冷、不洁食物。

· 服用益生菌

利用益生菌分解葡萄糖和乳糖产生的醋酸和乳酸，使肠道保持酸性环境，从而抑制志贺菌、大肠埃希菌等肠道致病菌的生长。

· 注意卫生

注意手卫生，饭前便后勤洗手。每次排便后，注意保护肛门周围皮肤，推荐使用湿厕纸擦拭。

· 生活方面

注意腹部保暖，无腹痛和其他不适的情况下可用热水袋、暖宝宝等局部热敷，忌冷食。

· 用药方面

化学治疗前，停用所有抗便秘制剂（缓泻剂），应在充分咨询医生的情形下用药。

⑩

辗转反侧难安睡，放松抒怀入梦快

睡眠障碍在患妇科肿瘤的女性朋友中的发病率很高。失眠是睡眠障碍最常见的症状之一，许多女性都深受失眠的困扰。睡眠障碍不仅仅是休息不好、精神较差那么简单，更可能会降低身体免疫力，甚至会导致治疗效果不理想、病情加重。因此，别把失眠不当回事儿，要从思想上、行动上战胜它。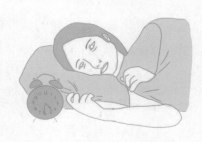

什么是睡眠障碍

睡眠障碍是指睡眠量及质的异常或在睡眠时产生某些临床症状，包括影响入睡或维持正常睡眠能力的各种障碍。

肿瘤患者睡眠障碍的临床表现有哪些

肿瘤患者的睡眠障碍也被称为肿瘤相关性失眠，表现为确诊肿瘤后出现入睡困难，或睡而易醒、醒后不能再睡，重则彻夜难眠，连续 3 个月以上，并影响白天生活、精神及身体状态的主观体验，多与体内激素水平改变有关，会严重影响患者的生活质量及治疗效果。

· 抗肿瘤治疗期间，为什么会出现睡眠障碍 ·

其实对于接受抗肿瘤治疗的女性朋友来说，出现睡眠障碍的原因有很多，主要和以下因素有关。

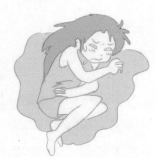

· 疾病因素

肿瘤包块导致的身体疼痛，以及体内的营养物质无法完全消化而产生较多的酸性物质刺激中枢神经系统，均会导致睡眠障碍。

· 治疗因素

肿瘤治疗对患者生理造成的影响，如疼痛、放射治疗和（或）化学治疗导致的骨髓抑制、恶心、呕吐等不良反应，会直接导致患者出现睡眠障碍。

· 心理因素

肿瘤患者对肿瘤的治疗、预后存在恐惧心理，难以接受治疗后的容貌变化及疾病导致的身体功能改变，也会导致睡眠障碍。

· 环境因素

医院治疗相关的噪声、病房的灯光、气味等环境因素，均会对患者睡眠质量产生影响。

· 自身因素

抗肿瘤治疗期间，女性朋友的睡眠障碍与年龄、经济水平及社会支持等因素有关。其中，老年女性患者往往更易发生睡眠障碍。

在治疗期间出现睡眠障碍，应该如何应对

良好的睡眠能保护大脑，利于身体恢复。睡眠不佳则会严重降低我们的生活质量。下面送给肿瘤患者一份"安睡宝典"：简单介绍睡眠障碍的常见治疗方法。

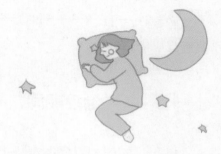

· 认知行为疗法

认知行为疗法通过调整失眠行为模式，深度理解睡眠原理，改变患者对睡眠的不合理认知，学习各项放松训练技术，改善睡眠环境，来帮助重建良好的睡眠行为习惯。

· 睡眠限制疗法

睡眠限制疗法是通过各种措施来缩短卧床清醒时间，使卧床时间尽量接近实际睡眠时间，增加入睡的驱动力和睡眠的连续性，提高睡眠效率。

· 放松训练

通过放松训练，可以使自身处于身心放松的状态，有利于进入睡眠状态。具体操作步骤是：取平直仰卧位，上肢与下肢自然伸直，使全身肌肉放松，闭目、合齿、呼吸深长，逐渐转为自然呼吸。

· 松弛疗法

松弛疗法有良好的镇静催眠作用，需在专业人员指导下进行想象性放松、冥想放松、肌肉放松、腹式呼吸训练、自我暗示等，可有效治疗失眠等睡眠障碍。

· 中医疗法

中医疗法同样要在专业医师的指导下进行，采用针刺疗法、艾灸疗法、耳穴

贴压、五音疗法等中医技术来缓解睡眠障碍，提高睡眠质量。

· 药物治疗

必要时，可在专业医师的指导下根据患者的具体情况使用镇静催眠药物，提高睡眠质量。

治疗期间，应该如何预防睡眠障碍

以下一些方法可以帮助妇科肿瘤患者在放射治疗、化学治疗期间预防睡眠障碍。

· 掌握疾病知识

掌握疾病相关的治疗知识，树立战胜疾病的信心，缓解焦虑、抑郁等负面情绪；了解正常睡眠的生理知识，纠正对失眠的错误认知，不过分关注睡眠时间长短，均对预防睡眠障碍有益。

· 培养良好作息

主要包括：养成有规律的睡眠习惯，定时上床、定时起床，上床后不做除睡眠外的事情；养成睡前放松的习惯，包括泡脚、热水澡、阅读图书、听睡眠故事或轻音乐、冥想等；保持稳定的生物钟至关重要，这可以让身体形成自然的"清醒-睡眠"循环。

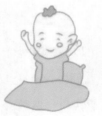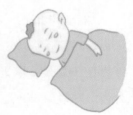

· 睡眠环境准备

保证卧室的环境利于睡眠，睡眠环境宜黑暗、安静；温度为 $21 \sim 24℃$、湿度为 $50\% \sim 65\%$ 的睡眠环境能使人感到舒适，更有利于睡眠；上床前 3 小时内要避免过量运动，上床前 1 小时内避免过量饮水。

• 养成良好饮食习惯

避免烟、酒、咖啡、浓茶等兴奋物质的使用。注意饮食，柑橘类水果、辛辣食物、油炸食品等都会极大增加消化系统负担，导致消化不良；睡前避免暴饮暴食，因为暴饮暴食后，消化食物的胃酸会不断分泌引发胃灼热感，且由于持续新陈代谢，身体无法完全放松，会严重影响睡眠状态。

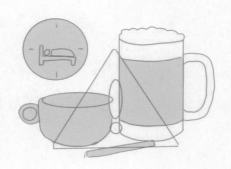

• 积极心理暗示

保持乐观心态，主动向家人、朋友、医护人员倾诉不良情绪和身体不适，树立能战胜疾病的信心。在睡眠调整阶段，要找到战胜失眠的信心，保持平和的情绪，放松心理和躯体，对自己说"我今天会睡得很香""我很快就能睡着了"等积极的语言，帮助进入睡眠。

• 规律锻炼

规律锻炼有助于改善睡眠，可在医生的指导下合理增加运动，如有氧联合抗阻运动及盆底肌训练等；应多参加集体活动或恢复工作，分散注意力，可持续性改善睡眠时长和睡眠质量。需要注意的是，应避免在睡前3小时内剧烈运动，因为运动会促使身体分泌"皮质醇"，会影响入睡状态。

⑪

化学治疗引起脱发，莫惊慌

在肿瘤的治疗方法中，化学治疗和放射治疗仿佛是一场"生化危机"，因其具有诸多的不良反应，常令人闻风丧胆。化学治疗性脱发就是其常见的副作用之一。化学治疗药物的主要使命是杀灭肿瘤细胞，然而，它在杀死肿瘤细胞的同时也可能伤及正常细胞——毛囊细胞便位列其中。除了头皮的毛发，眉毛、睫毛、腋毛及阴毛等，也可能会出现脱落的现象。化学治疗性脱发会对肿瘤患者产生一定的心理困扰，对女性朋友的影响更为明显和突出。

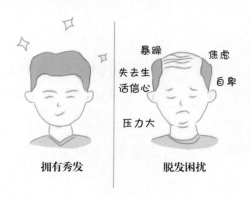

拥有秀发　　　　　脱发困扰

· 什么是化学治疗性脱发 ·

化学治疗性脱发是指因化学治疗药物损伤毛囊，而导致患者的头发、睫毛、眉毛或身体其他部位毛发脱落。按照世界卫生组织抗癌药物急性及亚急性毒性分级标准，化学治疗性脱发可根据脱发的面积及程度，分为 5 个等级（表 4-2）。

表 4-2 · 世界卫生组织抗癌药物毒性分级标准——化学治疗性脱发的分级

级 别	标 准
0 度	没有脱发
Ⅰ 度	轻度脱发，脱发面积少于 25%
Ⅱ 度	中度脱发，称为斑状脱发，脱发面积 25% ～ 50%
Ⅲ 度	完全脱发，但还可以再生，脱发面积 50% ～ 75%
Ⅳ 度	完全脱发，不可以再生，脱发面积 75% ～ 100%

化学治疗性脱发有哪些表现

· 发生时间

在常规化学治疗过程中，脱发不会立即发生，一般发生在治疗开始后 2 ～ 4 周，随后 1 ～ 2 个月脱落加剧，并在停止化学治疗后 3 ～ 6 个月内恢复。少数患者发展成为永久性脱发。

· 脱发范围

化学治疗性脱发可以出现在身体任何部位，包括头部、面部、四肢、腋下和会阴部等，导致头发、眉毛、睫毛、腋毛及阴毛等出现不同程度的脱落。

· 脱发表现

部分患者的头发会慢慢变细，然后脱落；部分患者可能会一簇一簇地大块脱发，未脱落的头发往往也变得干燥、无光泽。

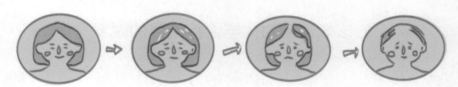

• 脱发类型

化学治疗药物引起的脱发大多属于短暂性脱发，是可逆的。但是，少数患者因为长期多次化学治疗或使用高剂量化学治疗药物，会使头发再生时间延长，甚至出现永久性脱发。

化学治疗为什么会导致脱发

化学治疗药物是通过影响肿瘤细胞的增殖而杀灭肿瘤细胞的。但是，化学治疗药物没有理想的选择性，在杀伤肿瘤细胞的同时也会损害人体的正常细胞，如增殖活跃的正常毛囊细胞等，从而引起脱发。

并非所有接受化学治疗的患者都会出现化学治疗性脱发，是否发生脱发及脱发的程度取决于化学治疗药物种类、用药剂量、用药方式及治疗周期等。妇科抗肿瘤的常见药物，如多柔比星、紫杉醇、顺铂、环磷酰胺等，都可能引起部分或者全头脱发。当然，也不能将脱发全归咎于化学治疗药物，紧张、恐惧、焦虑等负性情绪及营养失衡等，都会引起脱发，应通过综合性的防治方案来应对化学治疗性脱发。

化学治疗性脱发有什么危害

头发是一个人精神外貌的重要体现，某种程度上是生活和身份的象征，可以部分反映出人的社会阶层、性别、职业、宗教信仰、社会或政治概念，在人类社交过程中扮演重要的角色。在化学治疗过程中，不可避免地会出现脱发现象。这对于一些天性爱美的女性朋友来说，无疑是对其身心的一种巨大的打击。脱发会导致形象受损，患者需要承受周围人异样的眼光，从而产生心理困扰。这会降低患者的治疗依从性，进而影响治疗效果。

应该如何应对化学治疗所致的脱发

化学治疗性脱发对于很多正在接受治疗的女性朋友来说，无疑是一种重大的打击。但是，化学治疗所致的脱发是暂时的、可逆的，一般在停止治疗后的 3 ～ 6 个月就会逐渐恢复。我们要科学应对脱发，掌握护发技巧。

· 婴儿洗发法

使用含蛋白质的温和洗发剂。洗发时动作轻柔，轻轻摩擦头皮，不要过度搔抓。洗后用柔软的毛巾轻轻吸干头发，不可用力搓揉头发。一周洗发不超过 2 次。如果出现头皮屑或头皮发痒，尽量不用去屑洗发水，应使用精油或保湿剂缓解头皮干燥。

· 保护头发

梳理头发时动作轻柔，尽量不要过度吹干头发或过于用力地梳头发，以免加速头发脱落。在头发完全长出来前，减少使用吹风机、卷发器等，避免染发、烫发，避免在头部使用任何化学品或染料。

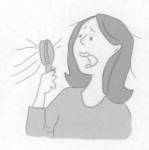

· 保护头皮

外出时使用防晒油，戴帽子、头巾等，保护头皮免受阳光、寒冷和刺激性物质的伤害。不要把头发编成辫子或扎紧的马尾辫，不要使用发夹或发带，避免导致头皮的损伤。

· 按摩头皮

在治疗间歇期，可经常按摩头皮，以促进毛发生长。使用软的梳子或钝齿木梳，以减轻对头发的牵拉。多梳头可以促进头皮的血液循环，减少脱发。

· 饮食护理

治疗期间还要注意清淡饮食，推荐低盐、低糖的少油饮食，避免摄入刺激性食物。多食用易于生发、保护头皮的食物，包括含有丰富维生素和矿物质、较少脂肪和糖类、有足量碱性蛋白质的食物和天然饮料，如瘦肉、鱼类、禽肉、鸡蛋、肝脏、新鲜果蔬、黑芝麻、核桃、黑豆汤等。

• **心理准备**

建立对化学治疗性脱发的正确认知，从心理上减轻对脱发的恐惧。可在开始治疗前，将头发逐渐剪短，慢慢适应头发变少的过程；也可选择剃光，减少掉头发的困扰，更好地处理脱发问题；还可以提前选择一款合适、舒服且不损伤头皮的假发，在脱发严重时帮助维持形象。

12

呼吸困难夜憋醒，呼吸训练促通气

自由呼吸对正常人来说是一件非常理所当然的事。而无法获得身体所需的氧气，会令人感觉到无比的恐惧。憋闷、气喘是呼吸困难的主要表现，严重时患者无法平卧，甚至被迫坐起。这些症状看上去仿佛与妇科肿瘤无关，实际上这是肿瘤晚期患者最常见和最痛苦的症状之一。20% ～ 70% 的癌症晚期患者存在呼吸困难的症状，严重时会加重患者的疲劳、焦虑和恐惧，导致其生活质量下降。因此，出现呼吸困难不容小觑，应加以重视，及时就医。

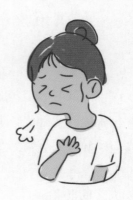

·什么是呼吸困难·

呼吸困难是指患者主观感到空气不足、呼吸费力或气短，主要表现为呼吸运动用力，严重时可出现张口呼吸、鼻翼扇动、端坐呼吸，甚至发绀，呼吸辅助肌参与呼吸运动，并且可有呼吸频率、深度、节律的改变。

·为什么妇科肿瘤患者会出现呼吸困难·

引起呼吸困难的原因多种多样，对于罹患妇科肿瘤的女性朋友来说，常见原因主要有以下几种。

- **肺部受到癌细胞浸润**

当出现肿瘤肺转移，肿瘤细胞进入肺部并生长，肺间质出现病理性改变甚至坏死的现象，可能引起支气管堵塞或肺部炎症反应，从而导致通气障碍，表现为呼吸困难。

- **肺部感染**

妇科肿瘤患者在放射治疗、化学治疗后往往免疫力低下，容易导致肺部感染，无法进行顺畅呼吸，会出现轻重不等的气喘、气急，严重的时候还可出现喘憋。若不及时的治疗，可引发呼吸困难。

- **贫血**

因放射治疗、化学治疗后引起骨髓造血功能障碍，多数妇科肿瘤患者会有不同程度的贫血。运输氧气的血红蛋白减少，红细胞携氧能力下降，体内没有足够血液和氧气滋养，也会导致呼吸困难。

- **腹腔积液**

晚期癌症患者（常见的如：卵巢癌）可能出现腹腔积液，腹腔内的大量腹腔积液会向上压迫膈肌，使膈肌运动受限，吸气时肺部无法充分扩张，通气量不足，出现呼吸短促、呼吸困难。

- **心理性因素**

很多女性朋友因为疾病，身体和社会功能都发生改变，因而出现焦虑、抑郁和恐惧等负性情绪，可加重呼吸困难。

心脏疾病　纵隔病变　食管病变　胸壁损伤

· 应该如何缓解呼吸困难 ·

呼吸困难如果没有得到及时的缓解和治疗，会引起休克、死亡。以下是预防和缓解呼吸困难的方法。

• 调整卧位

出现呼吸困难时，建议采取半坐卧位或端坐卧位，以促进呼吸畅通。长期卧床者应每 2 小时更换一次卧位，必要时在尾椎骨处放上软枕，预防皮肤压力性损伤。

• 呼吸功能锻炼

应积极进行呼吸功能锻炼，如缩唇呼吸、腹式呼吸、做呼吸操等，纠正异常呼吸模式。锻炼过程注意循序渐进、量力而行，不可强行屏气、换气；出现疲劳、气喘或头晕时，需要立即停止锻炼。

• 吸氧

必要时可在家中备血氧饱和度监测仪和制氧机。当患者经皮动脉血氧饱和度（常简称为"血氧饱和度"或"氧饱和度"，常用"SpO_2"表示）≤ 90%，出现呼吸困难、缺氧的症状时，应给予吸氧；若吸氧后，呼吸困难仍未得到有效缓解的，应及时就医。

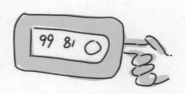

定期监测血氧饱和度

• 气流干预措施

日常生活中可通过将风扇对准脸颊（三叉神经第二、三支支配的部位）吹风的方式，来改善呼吸困难的症状。

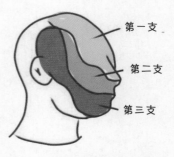

面部三叉神经第二、三区域示意

• 药物治疗

当非药物干预不足以缓解呼吸困难时，需在主治医师的评估、诊断后，遵医嘱服用全身阿片类药物、抗焦虑药物、全身糖皮质激素或支气管扩张剂等，要注意观察药物疗效和副作用。

应该如何预防呼吸困难

· 起居环境

保持生活环境清洁、舒适，房间定时开窗通风，减少室内有害气体和颗粒；保持环境的温、湿度适宜。

· 饮食习惯

养成良好饮食习惯和生活习惯，戒烟、戒酒，保证膳食均衡，维持良好体质。忌食辛辣刺激、油腻荤腥食物以及通过煎、炸等烹调方式制作的食物，上述食物对呼吸道黏膜有明显的刺激作用。

· 预防感染

做好个人卫生防护，外出时要戴好口罩，做好保暖，避免受寒。尽量减少不必要的外出，尽量不去人群聚集的地方。预防感冒，积极处理基础疾病。

· 放松疗法

主动学习，掌握缓解呼吸困难的办法，控制好情绪，减少疾病带来的无助和焦虑，预防恐惧性呼吸困难。

⑬

手足麻木或刺痛，警惕周围神经病变

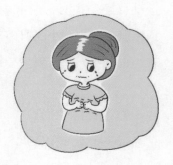

正在接受化学治疗的患者经常会觉得自己手脚麻木或者有刺痛感，其实这是化学治疗药物在杀灭肿瘤细胞的同时也损伤了人体周围神经的表现，就是医学术语中所说的"化学治疗导致的周围神经病变"。

什么是化学治疗导致的周围神经病变

人体神经系统由周围神经系统和中枢神经系统共同组成。中枢神经系统主要是脑和脊髓，除此之外的都属于周围神经系统的范畴。

我们可以简单地理解：化学治疗导致周围神经病变就是指化学治疗药物对人体除脑、脊髓以外的神经（即周围神经）功能造成损伤，以及产生的一系列神经系统功能紊乱的症状和体征。它是化学治疗后常见的不良反应之一。

化学治疗导致的周围神经病变会有哪些临床表现

· 感觉神经受损

一般来说，感觉神经可以帮助我们感受痛、冷、热等不同的刺激，其分布最为广泛也最容易受到损伤。感觉神经受损通常表现为四肢刺痛、麻木，也可能出现灼烧感、冷热感知困难等，且具有向上蔓延的特点（即上肢发生顺序通常为指尖→手指→整只手；下肢发生顺序通常为脚趾→足部→脚踝→小腿）。

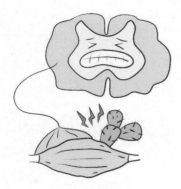

感觉神经受损

- **运动神经受损**

运动神经主要是帮助完成肌肉运动的。所以当运动神经受损时，通常表现为腱反射减弱或消失、远端肌肉无力、小腿肌肉萎缩、震颤、痉挛等。例如，有些人会出现抓握物品困难，也有些人会表现为扣扣子困难等。

- **自主神经受损**

自主神经主要支配胃肠道平滑肌（胃肠道蠕动）、心肌（如心率）等，且不受主观控制。自主神经受损通常表现为腹痛、便秘，严重者可引起麻痹性肠梗阻、体位性低血压等。

哪些化学治疗药物会导致周围神经病变

治疗妇科肿瘤的常用药物一般都具有周围神经毒性。当药物累积至一定剂量时就会出现周围神经病变。病变的严重程度和持续时间会因化学治疗药物种类、使用剂量及个人体质的不同而不同。常见的引起周围神经病变的药物有以下几类。

- **铂类药物**

比如顺铂、卡铂、奥沙利铂等。一般来说，铂类药物导致的周围神经病变通常在治疗期间发生，会在用药停止后逐渐逆转。例如，由顺铂引发的病变一般在停药后 3 ～ 6 个月内恢复。

• 紫杉醇类药物

比如紫杉醇、脂质体紫杉醇、白蛋白紫杉醇、多烯紫杉醇（多西他赛）等。应用紫杉醇药物可致患者的感觉神经受损，在治疗停止后一般会得到改善，但少部分患者会在治疗停止后出现症状加重且持续多年的情况。

出现化学治疗导致的周围神经病变，应该如何正确应对

一般情况下，化学治疗期间出现周围神经病变的大部分患者，其症状都可以在治疗结束后逐步好转，但也有少部分患者需要更长的时间恢复。这时候，我们可以采用下列措施来加以控制。

• 药物治疗

（1）手脚麻木较为严重、手拿物品时感觉迟钝的患者，可局部用硫酸镁湿热敷。实施治疗前应向医生咨询药物的使用方法和注意事项。

（2）在咨询医生的前提下，服用维生素 B_1、维生素 B_{12} 等营养神经的药物帮助对抗化学治疗药物的神经毒性。

（3）可以选择中医治疗。中医讲究辨证施治，其主要的用药原则一般为温经通络、消痰、活血化瘀、健脾补肾。我们可以到专业的中医机构寻求帮助。

• 非药物治疗

> 康复治疗

专业的康复人员可以帮助患者改善体力、平衡和协调能力。

> 针灸治疗

是另一重要的非药物治疗手段。主要选择足三里、合谷、曲池、三阴交、阳陵泉等穴位进行针刺，温经通络，达

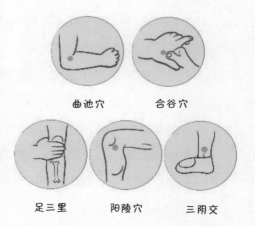

曲池穴　　　合谷穴

足三里　　阳陵穴　　三阴交

到缓解疼痛、手足麻木的作用。在行针灸治疗前应充分咨询医生并由专业人员来实施治疗。

> "五防"

手足麻木患者应要注意做到五防。

（1）防跌倒：要穿合脚的鞋，鞋底减震为佳，不穿一次性拖鞋。保持家中充分照明，避免摸黑跌倒。

（2）防磕碰：避免使用刺激性的护肤品或肥皂，减少四肢皮肤的摩擦。

（3）防烫伤：避免使用热水袋、不直接接触暖宝宝、不用热水泡脚、洗澡水不宜过烫。

（4）防冻伤：注意四肢的保暖，防止冻伤。从冰箱或冰柜中取放物品时，要戴厚手套，避免直接接触冷水、吹冷风等。

（5）防锐器伤：避免直接触碰尖锐的器具，如刀、针等，必要时可寻求家人帮助。

如何预防化学治疗导致的周围神经病变

其实，周围神经病变的治疗目前仍是一大难题，目前也还没有效的预防药物。因此，化学治疗导致的周围神经病变更强调日常预防，以下有几条小贴士。

（1）在接受治疗时，应避免从四肢的外周静脉输注化学治疗药物，要尽量从中心静脉输液，也可适当减慢药液的滴注速度。若自觉有相关症状，如手足麻木、刺痛感等，都应及时告知医生。

（2）平时应选择易于消化并富含营养的软食，补充维生素 B_1 和维生素 B_{12} 含量高的食物，如橙、香蕉、火龙果等水果，胚粉、大麦、青稞、小米等杂粮，大豆等豆类，以及鸡蛋、牛奶、白菜和坚果等。

（3）加强锻炼，适当进行早期的力量、平衡、耐力训练，如八段锦等。

（4）中药泡洗手足也在可一定程度上预防化学治疗导致的周围神经病变。

14

合理应对性障碍，"性"福生活少不了

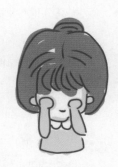

性功能障碍是放射治疗常见的并发症之一。然而，大多数人会认为性功能障碍是男性的专属。其实，它同时也是女性朋友需要应对的难题。受传统文化的影响，大多数女性认为性功能障碍是个忌讳颇深的话题，社会对其的关注度也不高。有些患者即便已有性功能障碍的表现，也常常羞于提及。由于女性性功能障碍的表现没有男性那么明显，大部分人即便发生了性功能障碍也不自知。女性出现性功能障碍后，极易影响夫妻关系，对婚姻和家庭都可能产生严重危害。

什么是女性性功能障碍

女性性功能障碍（female sexual dysfunction，FSD）指女性在性反应周期中的一个或者几个环节发生障碍，以致不能产生满意的性交所必需的生理反应和性快感。通俗来说，即女性由于性欲低下、性唤起障碍、性高潮障碍、性交疼痛或其他原因，无法按照自身期望进行性行为，或者在性行为的过程中，无法或难以得到满足。

女性性功能障碍的临床表现有哪些

• 性欲低下

是指接受性活动的欲望不足（或缺乏）。

- **性厌恶**

是指持续或反复地恐惧、厌恶和回避与性伴侣的性接触，并引起个人痛苦。

- **性唤起障碍**

指持续和反复地不能达到或维持充分的性兴奋，包括：① 缺乏主观性兴奋；② 缺乏生殖器润滑。

- **性高潮障碍**

指充分地性刺激和唤起后，持续或反复地难以到达、推迟甚至不能获得性高潮。

- **性交疼痛障碍**

> 性交疼痛

是指持续或反复地与性交相关的生殖器疼痛。

> 阴道痉挛

是持续或反复地在阴茎插入时出现阴道外 1/3 肌肉的痉挛性收缩，会导致阴茎插入困难。

> 非性交性疼痛障碍

指在非插入性刺激下引起持续或反复地生殖器疼痛。

为什么放射治疗的患者会出现性功能障碍

一方面，放射治疗会使女性阴道出现狭窄，影响阴道充血、润滑和高潮等功能；另一方面，会使女性阴道弹性受损，扩张能力减弱，从而导致性交时疼痛、出血、无性高潮等症状。上述症状都会严重影响女性朋友的"性"福生活。

放射治疗后出现性功能障碍，应该如何应对

多数女性认为，在肿瘤治疗后的康复阶段，应该好好疗养，而性生活有损

健康，会影响身体的康复，甚至有些夫妻会愚昧地认为
肿瘤会通过性生活传播。因此，即便女性出现性功能障
碍，也不去理会。这些观念都是不正确的。在放射治疗
后，女性朋友出现性功能障碍，应学会科学应对。

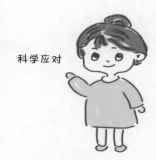

科学应对

• 恢复性生活的时间

除特殊情况外，经由医生确认已处于康复期的女性，可在放射治疗结束后
2～3个月开始性生活。

• 适当选择润滑剂

在同房过程中，如出现阴道干涩，可使用水溶性润滑剂，以减轻不适。

• 选择合适的体位

在同房过程中，选择合适的体位与方式，如侧卧（可以减少插入阴道的深
度）。夫妻双方应交流配合，不可粗暴地尝试深入与扩张。

• 增加亲密接触

夫妻双方可以增加身体的亲密接触，通过身体的爱抚行为获得非性交的性高
潮。任何可获得性快感的性行为都可进行尝试。

• 同房前排空膀胱

如女性在放射治疗后出现阴道短缩、狭窄等症状，在同房过程中可能会出
现性交疼痛，尤其在膀胱或直肠饱满时该症状会加重。因此，性生活前可排空膀
胱，以避免可能出现的不适。

• 解除配偶的顾虑

在性生活中，夫妻双方都应开诚布公，坦然诉说自己的感受。女性可放下对

疼痛的压抑与惧怕，大胆诉说自己的感觉，引领丈夫而使自己舒适、愉快。男性则应放下害怕伤害配偶的顾虑，主动询问对方的感受，共同努力。

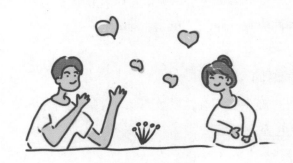

15

阴道损伤，千万别不当回事儿

在宫颈癌的各种治疗手段中，放射治疗扮演着很重要的角色，适用于各期宫颈癌，能大大降低局部复发的概率。然而，阴道作为宫颈癌放射治疗的邻近组织，其受损可以说几乎是不可避免的。放射治疗给女性朋友带来生存获益的同时，也会带来一些"副反应"。阴道损伤，正成为放射治疗后女性朋友的难"炎"之隐！

· 什么是阴道放射性损伤 ·

阴道放射性损伤，是在阴道接受较高剂量放射后，由于微循环损伤、纤维结缔组织中胶原蛋白增加、阴道内的正常菌群被破坏，诱发阴道感染、炎症，导致阴道黏膜萎缩、干燥、出血、疼痛、溃疡、粘连，最终导致阴道狭窄、闭锁、干涩。阴道放射性损伤会对女性朋友的生活产生严重影响。

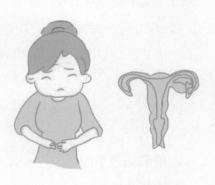

参照美国国家癌症研究所（National Cancer Institute，NCI）不良事件通用术语标准，根据客观评价指标，可将阴道放射性损伤分为4个等级。

1级：阴道长度＞正常长度的2/3，无干燥、出血、溃疡，坏死浅表且≤ 1 cm^3，阴道轻度萎缩。

2 级：阴道长度为正常长度的 1/3 ～ 2/3，有接触性出血，无干燥、溃疡，坏死浅表但＞ 1 cm³，阴道萎缩较严重。

3 级：阴道长度＜正常长度的 1/3，干燥、间断出血，深溃疡，阴道严重萎缩。

4 级：阴道闭锁或形成瘘，弥漫性萎缩，常伴出血。

阴道放射性损伤对妇科肿瘤放射治疗患者有什么危害

阴道放射性损伤将直接或间接导致女性朋友出现：阴道干燥、出血、狭窄及阴道内反复细菌感染、阴道粘连等。从而导致女性朋友出现性交困难、阴道异味、恶心、高热等症状，严重影响女性的自我形象、损伤其自尊心，并会导致生活质量严重下降。

放射治疗后女性该如何应对阴道放射性损伤

如果说肿瘤是体内"恐怖组织的反人类袭击"，那在这场抗肿瘤战争中，手术刀就如"冷兵器"，化学治疗便是"生化武器"，放射治疗就如"现代反恐技术"。然而，放射治疗在给患者带来临床获益时，不可逆的放射性损伤也相应产生。以下是几个应对的小妙招。

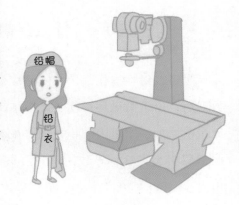

·缓解阴道干涩

> 透明质酸

常见的有维生素 A 和维生素 E 的组合，透明质酸有维持水平衡、保湿从而缓解干涩的作用。

> 润滑剂

阴道保湿霜具有补水作用，其水分可被皮肤黏膜吸收。而凝胶则附着在阴道壁而产生长期效果。润滑剂可以短期缓解性交过程中的阴道干涩和不适，但是它只能短暂缓解不适，其治疗时间不持久。

· 缓解阴道狭窄

> 尽早恢复性生活

性生活在一定程度可以减轻阴道狭窄，可对阴道起到扩张的效果，同时性生活过程中会刺激阴道产生分泌物，对阴道黏膜起到润滑及营养的作用。放射治疗结束 2 个月内禁止性生活，2 个月后可到医院复查，已康复者应尽快恢复性生活。性生活时，动作应轻、柔、缓，1 ～ 2 周进行 1 次，适可而止，以不使患者感到腰酸、头昏和疲劳为宜。

> 适当扩张阴道

放射治疗后女性出现阴道狭窄的概率可高达50%。有研究表明，定期使用阴道扩张器可以分离阴道壁，从而防止和减少粘连。阴道扩张器的选择、扩张的时间、扩张器使用的频率和保持扩张器使用的时期（月或年）因人而异，因此，应

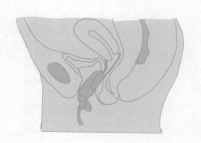

在医生的指导下进行使用。温馨提示：此方法仅适用于有过性生活的女性。

· 缓解阴道放射性炎症

阴道放射性炎症大多伴有阴道黏膜破溃、出血。此时，应该在充分咨询医生的前提下进行阴道冲洗。以下介绍如何在家中进行阴道冲洗。

> 阴道冲洗液及冲洗工具

阴道冲洗液可选择清水、双氧水及碘伏稀释液。目前主要推荐使用清水冲洗。阴道冲洗工具可选用市面上常见的一次性医用阴道冲洗器。

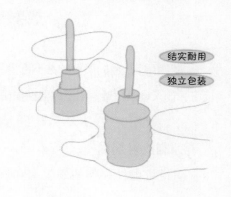

结实耐用

独立包装

> 冲洗频率

每日 1 次，半年之后无特殊症状，可减少冲洗频率至每周 2～3 次即可，阴道冲洗可维持 1～2 年。

> 冲洗方法

首先需清洗外阴，采取站立体位或蹲位，将冲洗头缓慢、轻柔地插入阴道中，待冲洗头到达阴道顶端后向外退出 2～3 厘米，即冲洗头伸入阴道的深度为 6～8 cm。然后按内、前、外、左、右的顺序进行旋转冲洗，一边冲洗一边由内向外退出，使坏死组织全部排出。重复冲洗一次后，用毛巾将外阴部擦干并穿好裤子。要注意对冲出液的颜色、性状进行观察，如有异常及时就医。

> 注意事项

阴道冲洗仅适用于有过性生活的女性。冲洗时动作要轻柔，避免暴力损伤阴道、宫颈。冲洗液的温度推荐 41～43℃，以避免对阴道黏膜造成损伤。

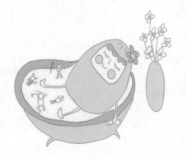

• **心理咨询及情感支持**

专业心理咨询，以及配偶和家庭成员的情感支持，均有正向作用。专业心理咨询可缓解患者抑郁、焦虑不安的精神状态。情感支持，尤其是来自配偶的支持，对患者的积极治疗起重要作用。

放射治疗期间，应该如何有效预防阴道放射性损伤的发生

放射治疗是通向康复的必不可少的治疗方式，治疗途中也难免遇到各种各样的不良反应，让人难以招架。阴道放射性损伤最关键的是预防，以下是几条有用的防治小贴士。

• **控制放射剂量**

阴道放射性损伤的发生率和该部位的放射治疗剂量有关。因此，如果担心

阴道受损，在病情允许的情况下，可以与医生商量降低阴道近距离放射治疗的剂量。这是减少阴道受损的最有效方法。

· 药物预防

放射治疗使阴道内堆积了大量脱落的坏死组织细胞，容易滋生细菌，导致阴道内细菌感染。在放射治疗期间，可遵医嘱使用预防放射性损伤的药物，做到在保护阴道菌群的同时，避免阴道狭窄和粘连。这类药物主要包括纳米银凝胶联合乳酸菌阴道胶囊、安尔碘皮肤黏膜冲洗剂、三乙醇胺乳膏等，有效率可以达到72% ～ 91%。

· 非药物预防

> 阴道冲洗

放射治疗期间预防性的阴道冲洗，可有效清除坏死脱落的组织细胞，减轻炎症反应，防止阴道粘连并促进阴道上皮细胞及黏膜的修复和再生。

> 改变生活方式

（1）每日应保证饮水量至少2 000 ～ 3 000 ml。

（2）健康膳食，如食用谷物类、瘦肉、鱼肉、蛋类、豆制品及各类蔬菜、水果，并合理调配糖类、脂肪、纤维素、矿物质及维生素等含量。

（3）禁烟、酒及辛辣食物、高脂肪饮食和油炸食物。

（4）烹调油应尽量用花生油等植物油，注意增加富含维生素、胡萝卜素与叶酸的食物，用蒸、煮、炖、焯等方法加工食物。

（5）保持阴部清洁、干燥：每次排尿、排便后要清洁会阴部，更换洁净的护垫，用透气性好的洁净卫生巾，穿全棉宽松裤。

（6）适度运动：运动能促进血液循环，一般建议每日户外散步2 ～ 3次，每次15 ～ 30分钟。年老体弱者可以床边站立或室内行走，每日2 ～ 3次，每次15 ～ 30分钟。

（7）定期复查：发现白带增多、阴道流血、流液等异常情况，及时进行诊治。

认知变化思维僵，调整生活训练脑

患妇科肿瘤的女性朋友是否有这样的感受：在化学治疗后开始变得丢三落四、精神恍惚，难以集中注意力？或者在回忆或学习新知识时感到力不从心，处理日常工作任务时感到困难？别害怕，这并不是你变"笨"了，而是由化学治疗相关的认知功能障碍所引起的。

什么是化学治疗相关的认知功能障碍

化学治疗相关的认知功能障碍，是指肿瘤患者因化学治疗造成的记忆力、注意力、执行功能等一种或多种认知功能的损害。由于化学治疗会降低肿瘤患者的认知功能，因此化学治疗相关的认知功能障碍又被称为"化学治疗脑""癌症脑"。化学治疗相关的认知功能障碍易使患者产生抑郁、焦虑、自信心不足等问题，而这些又反向加重了认知障碍，进而严重影响生活质量。

化学治疗相关的认知功能障碍有哪些临床表现

七成以上接受过化学治疗的女性都经历过"化学治疗脑"症状，具体可表现为：记忆力减退、注意力不集中、执行能力下降、学习和推理能力减退等。

·记忆力减退

对于人名、日期、地址等细节难以记住；以前能想起来的事情，现在却不记得了。

· 注意力不集中

注意力无法较长时间集中在一件事情上，反应比较迟缓，做事的效率不高。

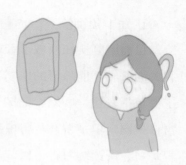

· 执行能力下降

做事没有条理，经常丢三落四，处理起问题来进展缓慢。

为什么会出现化学治疗相关的认知功能障碍

有研究显示，化学治疗相关的认知功能障碍与化学治疗药物存在直接或间接关系，它是导致认知障碍的主要因素。化学治疗药物会促使神经细胞减少，并导致机体中枢神经系统损伤。例如，妇科化学治疗常用药紫杉醇引起化学治疗相关的认知功能障碍的概率高达 75%。

化学治疗相关的认知功能障碍会对女性造成哪些危害

对许多女性来说，尽管化学治疗相关的认知功能障碍症状可能不会完全消失，但会随着时间的推移而改善。然而，也有部分女性在完成抗肿瘤治疗后，还会继续存在以下几方面的认知功能损害：① 短期记忆受损；② 工作记忆受损；③ 注意力受损；④ 视觉空间能力受损；⑤ 执行能力受损；⑥ 处理速度受损。

女性朋友应如何应对化学治疗相关的认知功能障碍

发生化学治疗相关的认知功能障碍，对任何一个人来说，都是比较痛苦的事情。我们需要做的是：照顾好自己的身体，调整压力，锻炼思维并保持生活的有条不紊。

· 认知干预训练

目前康复认知领域学者认为：学习对化学治疗相关的认知功能障碍的恢复有帮助。认知干预训练主要包括复述、联想、记忆等康复训练，如进行九宫格拼图、填字游戏、与虚拟人物进行复述、扑克牌练习、阅读练习等，以刺激大脑的可塑性，促使患者从化学治疗相关的认知功能障碍中康复。

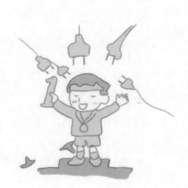

· 记忆力的锻炼

日常生活中可以使用一些增强认知的方法，如通过使用笔记本、写日记、记备忘录、设手机闹钟等方式来协助自己记忆。要及时记录，对重要的日期、事物做好醒目的标注。合理规划日程，每天固定某一时间复盘记忆。在一天中记忆力最强的时间段内进行较为困难的学习或工作。

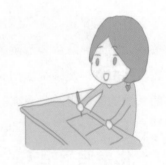

· 药物治疗

主要包括中枢神经系统兴奋剂和抗痴呆药物，常见的药物如盐酸多奈哌齐。注意用药前应咨询医生，要遵医嘱使用。

女性朋友化学治疗期间应如何预防治疗相关的认知功能障碍

压力会加剧化学治疗相关的认知功能障碍症状，调整生活方式、以正念为基础的活动有助于减轻压力、改善症状。运动有利于身心健康，经常运动有助于改善疲乏感，从而缓解部分化学治疗相关的认知功能障碍症状。以下措施均可以帮助改善生活质量。

• 精神行为的控制

过度疲劳会导致记忆力的下降，因此需要保证夜间充足的睡眠，调节生活作息，避免熬夜；条件允许时，白天可午睡一会儿，以恢复精力。冥想可以增加注意力和意识，从而帮助改善大脑功能；使用正念冥想的方法，可减少压力，缓解症状。

• 适当的身体锻炼

锻炼不仅可预防和降低认知功能障碍，亦可降低肿瘤复发风险。可进行诸如太极、八段锦、普拉提等锻炼。每周最好进行 3 ～ 5 次的锻炼，但要注意适度。

• 生活习惯的建立

生活中要注意劳逸结合，放松身心。将物品尽量放在固定位置，可以有效地帮助你迅速找到所需物品。借助定时器来完成任务，为自己设定特定的时间来专门进行一项任务，然后再休息，以此来锻炼注意力及集中力。此外，有研究认为多吃水果、蔬菜有助于保持脑力。

• 心理干预

避免独处，可与家人、朋友及社会沟通，积极参与社会活动。在需要寻求帮助时，可向亲人、朋友求助以完成日常任务，从而帮助节省脑力与精力。尽量不要过分介意化学治疗相关的认知功能障碍所带来的症状和困扰，接受它更有助于正确处理问题。

· 学习能力的保持

培养新的爱好，学习新的知识，做到多思考、多练习来保持头脑灵活。学习、工作时需保持专心，一次只做一件事，避免三心二意。

放射治疗时怎么保护你，我的皮肤

经常有患者反映：放射治疗后的皮肤好像"生病"了，总觉得皮肤发红、发痒，摸上去十分粗糙。其实，这是放射性皮炎的表现，女性朋友无须过度紧张。据了解，可能有90%～95%的放射治疗患者会发生放射性皮炎。那么，究竟什么是放射线皮炎？今天就让我们一起来揭秘。

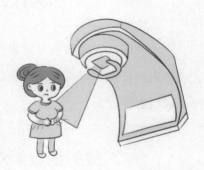

什么是放射性皮炎

放射性皮炎是指由放射治疗而引起的皮肤、黏膜炎症性损害。在接受放射治疗期间，放射性皮炎几乎是不可避免的，损伤可能发生在身体的任何部位，照射区域皮肤皱褶处和潮湿的部位（如下腹部、会阴等）更易发生放射性皮炎。

根据放射性皮炎发生的时间，可分为急性放射性皮炎和慢性放射性皮炎。

• 急性放射性皮炎

可发生在照射后的几天或几个月内，皮肤改变可在数小时内出现。主要表现为灼热、瘙痒、疼痛、色素沉着、干性或湿性脱皮、红斑。严重者出现水肿、溃疡、出血、坏死、局部感染等。急性放射性皮炎可分为3度：1～2度急性放射性皮炎一般经1～3个月可痊愈；3度急性放射性皮炎可形成顽固性溃疡，很难愈合。

• 慢性放射性皮炎

可发生在照射后的数月至数年。主要表现为皮肤萎缩、色素沉着、硬结性水肿、迟发性溃疡、皮肤增厚、纤维化等。严重者出现组织挛缩、运动功能受限、疼痛等不适。

为什么会出现放射性皮炎

皮肤的基底层细胞对放射线敏感，因此，放射线极易损伤皮肤基底细胞，影响细胞的分裂、增殖及向表层迁移和角化，从而影响表皮细胞正常的新陈代谢而引起放射性皮炎。

放射性皮炎对女性朋友而言有哪些危害

严重的放射性皮炎不仅会给女性朋友带来极大的痛苦，还会降低生活质量，增加潜在的感染风险；甚至还可能影响治疗效果，导致放射治疗中断或者延长治疗时间。

出现放射性皮炎时怎么办

放射性皮炎若不能得到及时、有效的处理，易引起皮肤损伤加重，形成皮肤溃烂，影响治疗进展。因此，一旦出现放射性皮炎，我们可以从下面几方面着手，更好地照顾自己。

（1）照射区域皮肤可使用温水、生理盐水或中性皂液清洗。局部皮肤忌用碱性皂液、酒精、碘酒等刺激性液体或化妆品。

（2）放射治疗部位皮肤应避免搔抓、剃毛。及时修剪指甲，出现皮肤瘙痒、脱屑时，忌用手抓挠、撕扯或用力揉搓，这会导致皮肤破损，引发感染。

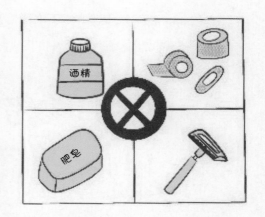

（3）避免使用含汞、除臭剂及氧化锌的护肤品，禁止将胶布粘贴于患处皮肤。

（4）保证食物品种多样，维持营养，摄入足够的优质蛋白质和新鲜蔬菜、水果。宜进食高蛋白质、高维生素的食物，以帮助皮肤生长、恢复，促进皮肤黏膜损伤的修复。清淡饮食，忌食辛辣刺激食物、生冷食物及烟、酒，以免加重症状。

（5）可遵医嘱使用外用药膏，如三乙醇胺乳膏、重组人表皮生长因子、皮质类固醇乳膏等。

放射治疗期间，该如何预防放射性皮炎

当女性朋友在放射治疗过程中面对放射性皮炎这一"拦路虎"时，难免会产生焦虑、恐惧的情绪。其实，放射性皮炎可防、可治、可恢复，可以通过以下方式进行预防。

（1）穿着棉质、柔软、宽松、无领的衣物，避免皮肤与衣物摩擦。不佩戴金银饰品，避免饰品与皮肤摩擦而引起皮肤损伤。

（2）保持皮肤干燥、清洁，使用柔软的棉质毛巾，轻轻拍干皮肤表层水分，忌用力擦拭皮肤或揉搓皮肤。

（3）外出时应注意保护皮肤，做好防晒，避免阳光暴晒、直射及受到风吹或雨淋等理化因素的刺激。出门在外时，可以选择使用遮阳伞或穿防晒服。

（4）尽量保持皮肤处于稳定的环境中，避免高温或低温刺激，避免局部热敷。

参考文献

———————————~∞~———————————

［ 1 ］ Baldry M, Timchenko V, Menictas C. Thermal modelling of controlled scalp hypothermia using a thermoelectric cooling cap ［ J ］. Therm Biol, 2018, 76: 8−20.

［ 2 ］ Behroozian T, Bonomo P, Patel P, et al. Multinational Association of Supportive Care in Cancer (MASCC) clinical practice guidelines for the prevention and management of acute radiation dermatitis: international Delphi consensus-based recommendations ［ J ］. Lancet Oncol, 2023, 24(4): e172−e185.

［ 3 ］ Hui D, Bohlke K, Bao T, et al. Management of dyspnea in advanced cancer: ASCO guideline ［ J ］. Clin Oncol, 2021, 39(12): 1389−1411.

［ 4 ］ Matos SRL, Lucas Rocha Cunha M, Podgaec S, et al. Consensus for vaginal stenosis prevention in patients submitted to pelvic radiotherapy ［ J ］. PLoS One, 2019, 14(8): e0221054.

［ 5 ］ Zhang YB, Zhong XM, Han N, et al. Effectiveness of exercise interventions in the management of cancer-related fatigue: a systematic review of systematic reviews ［ J ］. Support Care Cancer, 2023, 31(3): 153.

［ 6 ］ 丛明华, 石汉平. 中国恶性肿瘤患者运动治疗专家共识 ［ J ］. 中国科学, 2022, 52（4）: 587−602.

［ 7 ］ 中国抗癌协会肿瘤临床化疗专业委员会, 中国抗癌协会肿瘤支持治疗专业委员会. 肿瘤化疗导致的中性粒细胞减少诊治中国专家共识（2023 版）［ J ］. 中华肿瘤杂志, 2023, 45（7）: 575−583.

［ 8 ］ 中国抗癌协会肿瘤麻醉与镇痛专业委员会. 中国肿瘤患者围术期疼痛管理专家共识（2020 版）［ J ］. 中国肿瘤临床, 2020, 47（14）: 703−710.

［9］ 中国抗癌协会肿瘤支持治疗专业委员会，袁响林.延迟性恶心呕吐防治中国专家共识（2022年版）［J］.临床肿瘤学杂志，2023，28（5）：442-458.

［10］ 中国临床肿瘤学会（CSCO）中西医结合专家委员会.抗肿瘤药物引起骨髓抑制中西医结合诊治专家共识［J］.临床肿瘤学杂志，2021，26（11）：1020-1027.

［11］ 中国中西医结合疼痛学会，中国抗癌协会中西医整合专业委员会，中国中医药研究促进会，等.化疗所致周围神经病理性疼痛中西医诊治专家共识［J］.中华肿瘤防治杂志，2021，28（23）：1761-1767，1779.